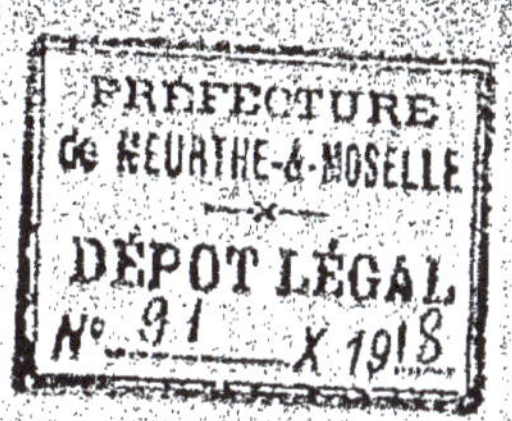


DOCTEUR DRAGOLIOUB ILITCH
Interne intérimaire à l'Hôpital civil de Nancy
Médecin du 1er Bataillon, 10e Régiment d'Infanterie
de l'Armée royale Serbe.

# COMPLICATIONS URINAIRES

des

## FIÈVRES TYPHOÏDES ET PARATYPHOIDES

et

## Infections Urinaires Éberthiennes

et

## Paratyphiques non Dothiénentériques

IMPRIMERIES RÉUNIES DE NANCY
—
1918

DOCTEUR DRAGOLIOUB ILITCH
Interne intérimaire à l'Hôpital civil de Nancy
Médecin du 1er Bataillon, 10e Régiment d'Infanterie
de l'Armée royale Serbe.

# COMPLICATIONS URINAIRES

des

## FIÈVRES TYPHOÏDES ET PARATYPHOÏDES

et

# Infections Urinaires Éberthiennes

et

# Paratyphiques non Dothiénentériques

IMPRIMERIES RÉUNIES DE NANCY

1918

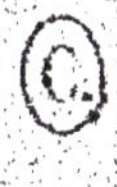

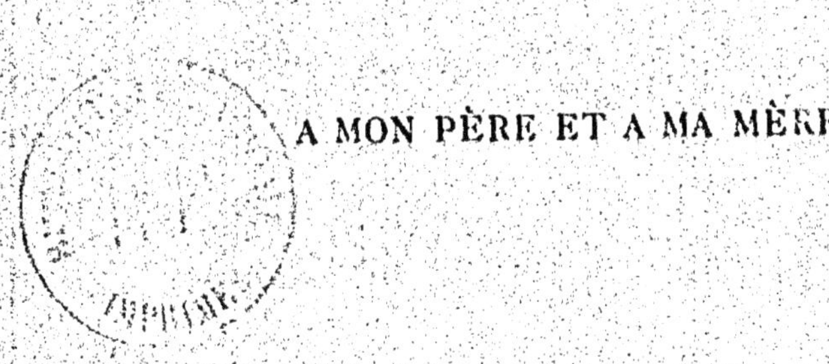

A MON PÈRE ET A MA MÈRE

A LA MÉMOIRE DE MON FRÈRE

*MEIS ET AMICIS*

A MON PRÉSIDENT DE THÈSE,

M. LE PROFESSEUR ÉTIENNE,
Professeur de Clinique médicale
à la Faculté de Médecine de Nancy.

A M. LE PROFESSEUR HAUSHALTER,
Professeur de Clinique infantile
à la Faculté de Médecine de Nancy,
Chevalier de la Légion d'honneur.

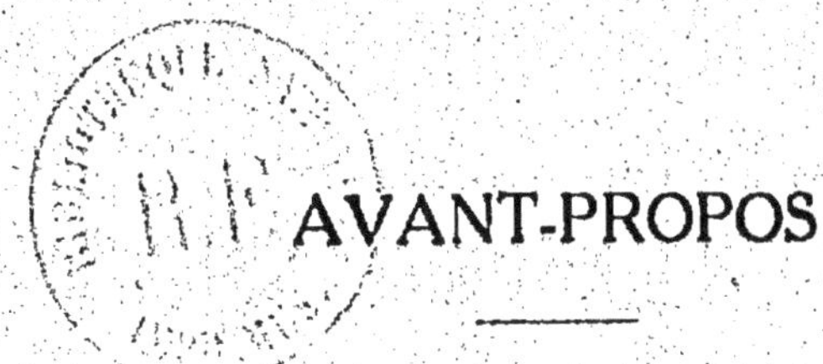

# AVANT-PROPOS

Nous ne saurions quitter la Faculté de médecine de Nancy sans apporter l'hommage de notre profonde gratitude à tous nos Maîtres, dont nous avons eu l'honneur d'apprécier la bienveillance et la haute valeur scientifique.

M. le Professeur Etienne a bien voulu nous donner le sujet de notre thèse et nous faire le grand honneur d'en accepter la présidence. Il a obligeamment mis à notre disposition un grand nombre d'observations et a ainsi considérablement facilité notre tâche. Nous ayant fort aimablement accueilli à sa clinique comme interne bénévole, il nous a donné l'occasion de profiter de ses leçons et conseils éclairés. Nous sommes heureux de lui en exprimer notre bien vive reconnaissance.

Nous avons eu l'honneur et le privilège de remplir les fonctions d'interne intérimaire au service de M. le Professeur Haushalter. C'est avec ce Maître, au chevet de ses petits malades, que nous avons appris à observer et à analyser les maladies si complexes des enfants. Nous le prions d'accepter toute notre reconnaissance pour l'enseignement et les conseils qu'il nous a donnés, pour la bienveillance qu'il nous a toujours témoignée et pour le grand honneur qu'il nous fait en voulant bien être notre juge.

MM. les Professeurs agrégés MICHEL et FAIRISE nous font également un grand honneur en acceptant de se joindre à nos Maîtres pour nous juger aujourd'hui. Nous leur en adressons nos sincères remerciements.

Nous prions M. le Doyen MEYER, MM. les Professeurs WEISS et VAUTRIN, nos Maîtres de chirurgie, ainsi que tous nos Maîtres de la Faculté, d'agréer notre gratitude et l'assurance que nous n'oublierons jamais leurs excellentes leçons ni leur bienveillance à notre égard.

Nous voulons aussi nous acquitter de certaines dettes de reconnaissance en dehors de la Faculté.

Lorsque l'Armée serbe s'est réfugiée à Corfou, Mme la Princesse DE POIX a bien voulu nous accueillir à son hôpital et, par sa bienveillance maternelle, nous a fait oublier les souffrances d'une tragique retraite. Nous la prions d'agréer tous nos hommages et l'assurance de notre profonde gratitude.

Nous ne saurions oublier les Amis et Camarades qui nous ont si aimablement accueilli à notre arrivée à Nancy; ils ont grandement contribué à faciliter nos études par le zèle qu'ils ont apporté à nous exercer dans la langue française, et nous leur en savons un gré infini.

Nous avons eu la douleur de ne pas les retrouver tous à notre retour en France. Plusieurs d'entre eux sont morts au Champ d'honneur. A leur mémoire, et particulièrement à celle de nos très bons amis Roger Weiss et André Lambert, nous adressons un souvenir ému.

Les autres se consacrent avec tout leur cœur à la grande tâche qui nous est commune. A tous nous adressons nos meilleurs vœux.

Qu'il nous soit permis d'exprimer le témoignage tout particulier de notre reconnaissance à Antonin Bergeret, à qui nous sommes lié par une amitié toute fraternelle, et à tous les Membres de sa Famille, auprès de qui nous avons toujours trouvé le plus cordial accueil.

Nous pensons spécialement aussi à nos excellents amis André Frœlich, Roger Leroux, Robert Druesne et à bien d'autres, dont la liste serait longue.

Tous nos Maîtres, tous nos Amis peuvent être assurés de la fidélité de notre souvenir.

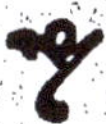

# INTRODUCTION

Après avoir esquissé un court aperçu historique, nous nous proposons, dans ce modeste travail, de démontrer que les complications urinaires, survenues au cours ou pendant la convalescence d'une fièvre typhoïde ou paratyphoïde, sont loin d'être exceptionnelles, comme le prétendaient certains auteurs. Il n'est plus à démontrer, aujourd'hui, que nombre des typhiques présentent de la bacillurie plus ou moins abondante, persistant pendant des mois et durant leur convalescence. L'appareil urinaire ne reste pas toujours impunément, pendant des mois et des mois, au contact des agents pathogènes contenus soit dans le sang, soit dans les urines, et l'on voit, à un moment donné et en certains points de cet appareil, se former un *locus minoris resistentiæ*. Et nous voyons, dans ce cas, se produire soit des phénomènes de simple inflammation avec poussées congestives plus ou moins considérables, soit des phénomènes de suppuration d'une ou de plusieurs parties de l'appareil urinaire. Les causes de ce processus pathologique sont de deux sortes : les unes sont dues à l'infection générale, et l'infection est apportée par la voie sanguine et le système vasculaire jusqu'au niveau du rein et des voies urinaires : c'est l'infection descendante ou endogène; les autres sont dues à un agent microbien nouveau apporté de l'extérieur par les voies d'excrétion : c'est l'infection ascendante ou exogène.

C'est ainsi que nous voyons souvent une néphrite, une pyélonéphrite, une pyélocystite survenir généralement au décours ou à la convalescence d'une fièvre typhoïde ou paratyphoïde, et causée, le plus souvent, par les agents pathogènes de ces affections, mais aussi quelquefois par un autre agent pyogène, tel que le bacillus Coli ou les staphylocoques, apporté de l'extérieur par les conduits d'excrétion.

On voit même le Bacille typhique Eberth ou les Bacilles Paratyphiques provoquer des infections primitives localisées exclusivement dans l'appareil urinaire, infections n'ayant rien de dothiénentérique.

Nous étudierons ensuite, dans notre second chapitre, l'étiologie et nous exposerons le processus par lequel se produisent les infections des voies urinaires.

Aux observations déjà publiées, dont nous reproduirons les plus intéressantes, nous en ajouterons quelques autres, personnelles, mises à notre disposition par notre Maître, M. le professeur Etienne, que nous remercions vivement de son obligeance. Puis nous chercherons les éléments à retenir et les conclusions à tirer de ces observations. Ceci fera l'objet de notre troisième chapitre.

Nous verrons ensuite les lésions histologiques que présentent les reins des malades ayant succombé à une infection rénale au cours d'une dothiénentérie.

Dans le dernier chapitre, nous étudierons le pronostic et le traitement de ces complications.

Nous diviserons donc notre travail en cinq chapitres :



---

## CHAPITRE PREMIER

# HISTORIQUE

C'est Gregory (41) qui, en 1832, attira le premier l'attention sur les altérations rénales chez certains malades morts de fièvre typhoïde, et rapporta deux observations de fièvres typhoïdes compliquées de délire et de troubles nerveux graves, et suivies de mort. A l'autopsie on trouva une congestion considérable des reins, avec altérations de dégénérescence jaune du parenchyme.

C'est ensuite P. Rayer (75) qui, en 1840, dans son traité des maladies de reins, décrivit avec beaucoup plus de détails les néphrites survenues au cours d'une fièvre typhoïde. Il a remarqué que, chaque fois qu'une néphrite survient dans la fièvre typhoïde, la plupart des malades présentent de la stupeur et une gravité beaucoup plus accusée. Il a rapporté six observations de fièvres typhoïdes compliquées de néphrite et suivies de mort, et il a décrit les lésions suivantes trouvées à l'autopsie :

Reins volumineux; vaisseaux de la substance corticale fortement injectés, hyperhémiés, sans pus. A la coupe, il trouve dans la substance corticale des points purulents, s'étendant presque jusque dans la substance tubuleuse. Les bassinets présentent soit des taches pétéchiales sans inflammation, soit de la pyélite. Ces lésions sont presque toujours doubles.

Sept ans après, en 1847, MARTIN-SOLON (61) donne lecture, à l'Académie de médecine, d'un mémoire sur « l'état d'urine dans la fièvre typhoïde ». C'est lui qui donne le nom d'*albuminurie* à l'urine contenant de l'albumine, et mentionne la fréquence de l'albuminurie passagère beaucoup plus grande dans la fièvre typhoïde que dans les autres affections, à cause de la congestion accentuée surtout au niveau des reins.

Elle se manifeste surtout dans les cas graves et rend ordinairement le pronostic plus fâcheux.

GUBLER (43), en 1865, dans le *Dictionnaire encyclopédique*, considère l'albuminurie comme un phénomène constant dans la fièvre typhoïde; ce symptôme ne lui a jamais fait défaut pendant quinze ans.

D'après cet auteur, une modification du filtre rénal est nécessaire pour qu'il y ait de l'albuminurie.

En 1868, GRIESINGER (42), dans son traité des maladies infectieuses, mentionne à peine les complications rénales de la fièvre typhoïde. Il dit simplement que, « quelquefois, mais très rarement, les reins peuvent être malades sous forme de maladie de Bright ». Pour lui, c'est surtout l'albuminurie tardive qui est à redouter.

LEGROUX et HANOT (55) ont observé, pendant l'épidémie

de Paris, en 1876, qui était particulièrement grave, cinq cas de stéatose rénale sur huit décès à la suite de fièvre typhoïde. Ils rapportent les observations de ces cinq cas et remarquent qu'à un moment donné de la maladie, qui a toutes les apparences d'une affection bénigne, survinrent des accidents nerveux graves : délire et prostration, et que ces accidents coïncidaient avec l'apparition d'une quantité considérable d'albumine dans les urines. A l'autopsie des cinq malades on trouva de la stéatose des deux reins, avec infiltration lymphoïde.

Millard, en 1877, rapporte, dans *L'Union médicale* (63), un cas de fièvre typhoïde grave avec délire et excitations. Albuminurie considérable; le malade fut emporté en dix jours. A l'autopsie, outre les lésions habituelles de la fièvre typhoïde et une perforation intestinale, il trouva les reins très volumineux et congestionnés. La couche verticale et les pyramides présentaient par place de la dégénérescence graisseuse et, dans d'autres, de l'hyperhémie.

La même année, Albert Robin (81) fait, dans sa thèse, l'étude très détaillée des urines dans la fièvre typhoïde. Il trouve dans l'immense majorité des urines typhiques et dans toutes les périodes de la maladie, une certaine quantité de globules blancs et une augmentation plus ou moins prononcée de mucus. Ces globules blancs et mucus sont soit isolés, soit associés aux autres constituants des sédiments urinaires (phosphates ammoniaco-magnésiens, urates de soude, d'ammoniaque, acide urique, indigose, pigments, oxalate de chaux, masses cristalloïdes paraissant dérivées d'hémoglobine; puis les ferments *micro-*

*coccus uræ* et *penicilium glaucum*. Mais, dans certaines circonstances, ces globules sont assez nombreux pour se collecter au fond du vase en véritable amas de pus.

« Le pus existe dans la plupart des sédiments des « formes mortelles et des cas graves, et apparaît surtout « durant la convalescence. » « Bien des retours fébriles, « dont on cherche la raison, reconnaissent pour cause « un *catarrhe des voies urinaires* ou une *pyélonéphrite* « *catarrhale* avec formation abondante de pus. »

Donc, il attribue aux complications urinaires une large part dans les rechutes au cours de convalescence de fièvre typhoïde.

Durant (24), la même année, étudie, dans sa thèse inaugurale, l'albuminurie dans la fièvre typhoïde. Il rapporte deux cas de fièvre typhoïde, très graves : une à forme ataxo-adynamique, l'autre avec délire et agitation. Dans les deux cas, les urines étaient fortement albumineuses. Ils meurent et, à l'autopsie, on trouve les deux reins fortement congestionnés et les tubes contournés remplis de granulations graisseuses. Il en conclut que l'albuminurie typhique est le résultat soit d'une congestion rénale, soit d'une néphrite catarrhale, rarement d'une néphrite parenchymateuse.

En même temps, Tambareau (85) étudie également, dans sa thèse, les cas de mort subite dans la fièvre typhoïde compliquée de pyélite double, suivie de mort.

Puis, Hardy (47), la même année, fait, dans *L'Union médicale*, une communication sur la « *fièvre typhoïde à forme rénale* ». Il s'agit d'un malade qui succombe à une néphrite avec pyélite, survenue au début de la convalescence de fièvre typhoïde.

En 1878, Burlureaux et Chouet (13) publient, dans la *Gazette hebdomadaire*, l'observation d'un malade qui, arrivé au quarante-troisième jour de sa fièvre typhoïde et entré en convalescence, fut trouvé mort dans son lit. A l'autopsie, on trouva de la néphrite.

Puitg, en 1879 (73), dans sa thèse inaugurale sur « *l'albuminurie dans la fièvre typhoïde* », admet, avec Gubler, que l'albuminurie serait due à une altération du sang, les lésions rénales n'étant que consécutives.

Pour lui, plus la maladie est grave, plus l'albuminurie apparaît de bonne heure et en plus grande quantité.

Deux ans plus tard, P. Petit (70) reprend l'étude des néphrites dothiénentériques et rassemble, dans sa thèse, cinquante observations, dont quelques-unes personnelles, de fièvres typhoïdes compliquées de néphrite, et dont beaucoup ont été suivies de mort et d'autopsie. Dans presque tous les cas, l'*albuminurie tardive* fut observée; dans beaucoup on trouvait des bactéries dans les urines et chez tous ceux dont on a fait l'autopsie on a trouvé une néphrite presque toujours double, avec des lésions plus ou moins accusées. Il conclut que l'albuminurie tardive et abondante chez un typhique est une expression urologique d'une néphrite habituellement mortelle.

Ch. Bouchard (11), dans une communication faite au Congrès de Londres, en 1881, démontre que les néphrites des maladies infectieuses sont des néphrites produites par les microbes de l'infection générale qui s'arrêtent en un point quelconque (vaisseaux des reins), se multiplient et déterminent des lésions, soit par l'action directe, soit par congestion collatérale, soit par l'ischémie. Et on retrouve dans les urines les microbes circulant dans le sang en même temps que l'albumine et les dépouilles épithéliales des tubuli, indice certain d'une néphrite. Sur 65 typhiques, il en trouve 21 avec albumine contractile et avec bacillurie, les 44 autres avec albumine non rétractile sans bacillurie.

La même année, J. Renault (79), dans un article des *Archives de physiologie*, considère l'albuminurie comme un épiphénomène constant au cours de la fièvre typhoïde. A l'examen microscopique, il trouve l'existence de cylindres granuleux, granulo-graisseux, épithéliaux et colloïdes. Il conclut à l'existence d'une lésion matérielle du rein, d'une néphrite, qui constitue l'une des déterminations viscérales de la dothiénentérie.

La communication d'une observation que Tapret et Roger (86) firent dans les *Annales des maladies des organes génito-urinaires*, en 1883, et que nous reproduirons plus loin, présentent un intérêt particulier.

Il s'agit d'un jeune homme de 19 ans, qui vient à l'hôpital avec tous les signes d'une fièvre typhoïde grave présentant le facies grippé rappelant celui qu'on observe dans la péritonite aiguë. Au bout de quelque temps, apyréxie et amélioration; puis, soudainement, aggravation, des douleurs à la miction, albuminurie. Nouvelle élévation de température; le malade conserve toujours son facies grippé. Délire et mort. A l'autopsie, outre les ulcérations des plaques de Peyer, on trouva un grand nombre d'abcès miliaires dans les deux reins. Ils en font l'examen histologique et donnent les détails anatomo-pathologiques des lésions rénales.

Cornil et Brault (19), en 1884, ont observé que nombre des malades qui présentent de l'albuminurie font en même temps de la bactériurie. L'autopsie, chaque fois qu'elle a pu être faite, démontre des lésions épithéliales particulières.

L'année suivante, Gallois (35) rassemble dans sa thèse treize observations « des abcès miliaires des reins dans la fièvre typhoïde », dont six de Rayer, et conclut que les abcès miliaires des reins observés dans la fièvre tyhoïde ne sont pas une lésion spéciale à la fièvre typhoïde; il s'agirait vraisemblablement d'une forme de *pyémie secondaire*, de cause inconnue, qu'il est souvent impossible de diagnostiquer cliniquement.

En 1886, Cornil et Babès (18 *bis*), parmi les premiers, font jouer un rôle important aux bactéries dans la production des néphrites d'origine infectieuse. Pour ces auteurs, l'action sur les reins des bactéries contenues dans le sang est d'autant plus intense qu'il existe déjà dans cet organe, pour une raison quelconque, un trouble de la nutrition ou un ralentissement de la circulation.

Ils divisent les néphrites infectieuses en deux catégories :

*a*) Complication d'une maladie infectieuse;

*b*) Néphrite bactérienne primitive. « Dans quelques cas, la maladie totale paraît être constituée par une néphrite parenchymateuse qui se termine, le plus souvent, par l'anurie, intoxication urineuse, et la mort. »

L'année suivante, Berlioz (8) étudie, dans sa thèse, le passage des bactéries dans les urines et considère ce passage comme cause d'une néphrite irritative qui se manifeste par des lésions des glomérules et des cellules épithéliales des tubes contournés.

Lecorché et Talamon (54), en 1888, affirment que l'albuminurie, passagère ou intermittente, en proportion minima ou moyenne, n'a jamais fait défaut dans les maladies aiguës, fébriles, au moins chez l'adulte.

Pour eux, l'albuminurie est l'indice et la conséquence de l'affaiblissement de la vitalité glomérulaire. Quelle est donc la cause de cet affaiblissement? Pour ces auteurs, la simple élimination des germes morbides à travers l'épithélium rénal ne suffit pas à déterminer l'albuminurie. Ils pensent que la néphrite est la conséquence de l'arrêt et de la multiplication des microbes dans le parenchyme rénal.

La question des néphrites et, en particulier, des néphrites infectieuses, a été reprise à nouveau trois ans après par Vignerot (88), en 1890, dans sa thèse inaugurale. D'après cet auteur, les bactéries qui se trouvent dans les vaisseaux du rein ne peuvent traverser celui-ci qu'à la faveur d'une lésion rénale manifeste, comme les ecchymoses, les ruptures vasculaires ou les inflammations plus ou moins intenses du parenchyme rénal. Ces lésions se produiraient soit par la présence même des micro-organismes accumulés, soit par les produits solubles sécrétés par ces micro-organismes. Il signale que l'albuminurie de la fièvre typhoïde qui, d'habitude, n'est ni grave ni durable, peut quelquefois devenir intense au point de modifier l'évolution de la maladie et amener des accidents urémiques graves.

L'année 1892 paraît être la plus riche en auteurs dont les noms se rattachent à l'étude des infections urinaires. C'est ainsi que parurent, soit simultanément, soit successivement, de nombreux travaux.

Enriquez (25) étudie, dans sa thèse, les néphrites infectieuses et la présence du Bacille typhique Eberth dans les urines. Il trouve que les recherches ont donné des résultats contradictoires au point de vue de la culture du Bacille d'Eberth dans les urines.

Guyon (44), Macaigne (58), Krogius (53), Hallé (46), Achard et Renauld (5), Fernet et Papillon (34), Chantemesse et Widal (15), J. Renault (79) s'accordent tous pour donner un rôle important au *bactérium Coli* dans les infections urinaires et le considèrent comme capable de produire des lésions rénales et vésicales semblables à celles produites par le Bacille d'Eberth.

Quelques années plus tard, Revilliod (80) publie, dans la *Suisse Romande* de 1896, un article sur « les maladies éberthiennes », et rapporte un cas de pyurie et d'albuminurie survenue dans la convalescence d'une fièvre typhoïde. Tumeur et douleur au niveau du rein droit; pus dans les urines. Dans l'abcès de fixation et dans les urines, il trouve des colonies de bacille typhique.

Achard et Bensaude (2), la même année, apportent un fait nouveau : étude du Bacille Paratyphique, car le bacille étudié par ces auteurs n'est autre que le Bacille Paratyphique de Kayser de dix ans plus tard.

Les bacilles paratyphiques peuvent aussi déterminer des

infections des voies urinaires. Ils rapportent un cas de fièvre paratyphoïde compliquée d'albuminurie et de pyélo néphrite.

L'année suivante, TROISIER et SICARD (87) publient, dans la *Société médicale des Hôpitaux*, l'observation d'un malade qui, au début de sa convalescence de fièvre typhoïde, présente des troubles nerveux graves avec urines fortement albumineuses. Le malade succomba le 32<sup>e</sup> jour de la maladie. A l'autopsie, on trouva une collection purulente dans le rein droit et un exsudat à la base de l'encéphale.

Le pus de la collection rénale et l'exsudat de l'encéphale renfermaient le Bacille d'Eberth à l'état de pureté.

La même année, FERNET et PAPILLON (33) publièrent, dans la *Société médicale des Hôpitaux*, un cas de suppuration rénale survenu au déclin d'une fièvre typhoïde et qui n'était accompagné d'aucune élévation thermique.

Le malade présentait en même temps un abcès sous-péritonéal. Cette période de suppuration, toujours sans fièvre, a duré vingt-sept jours et a fini par emporter le malade. A l'autopsie : abcès du rein gauche communiquant largement avec le bassinet. La culture du pus donne le Bacille d'Eberth à l'état de pureté.

En 1901, H. VINCENT (89) publia, dans la *Société de biologie*, deux cas de cystites hémorragiques dues au bacille d'Eberth, survenues toutes les deux brusquement au déclin de la maladie, à la défervescence. Le dépôt urinaire, dans les deux cas, donne une culture du Bacille typhique Eberth très abondante. Puis, en 1903, dans la même Société, il fait une étude sur la présence du Bacille d'Eberth dans les urines des typhiques pendant et après leur maladie, et trouve ce bacille dans 19,50 % des cas. Pour lui, la bactériurie n'a aucune relation avec la gravité de la fièvre ou l'abondance de l'albumine.

Bezançon et Philibert (9) font, trois ans plus tard, dans le *Journal de physiologie* (1904), une étude intéressante sur les formes extra-intestinales de l'infection éberthienne, et démontrent que celle-ci n'est pas une infection primitive localisée sur le système lymphoïde intestinal qui, secondairement, s'accompagnerait de septicémie. Le Bacille d'Eberth se trouvant dans le sang, cette infection est une infection générale et l'agent pathogène, au lieu de localiser secondairement son action sur l'intestin, comme il le fait généralement, la localise sur un autre organe : poumons, plèvres, méninges, glande thyroïde, etc.

Enfin, ces dernières années, nous voyons s'accroître le nombre des auteurs et des observations qui se rattachent à l'étude des complications urinaires survenues au décours des fièvres typhoïdes et paratyphoïdes. Qu'il nous soit permis de ne citer, parmi eux, que ceux dont les travaux présentent le plus d'intérêt pour notre sujet : Giroux (38 et 39); notre maître, M. le professeur Etienne (26, 27, 28, 30, 31, 32), MM. Achard (1), Nobecourt et Peyre (66-67), Coyon et Lemierre (20), Rathery (74), Audibert (7), A. Gouget (40), Tanon et Dumont (85 *bis*), Lemierre et Michaux (56), Etienne et Voirin (29), etc., etc.

# CHAPITRE II

## ÉTIOLOGIE ET PATHOGÉNIE

Nous aborderons, dans ce chapitre, la question d'étiologie et de pathogénie des infections urinaires survenues au cours ou pendant la convalescence des fièvres typhoïdes et paratyphoïdes.

L'apparition de l'albumine et des lésions rénales au cours des infections aiguës est si fréquente que l'on a pu dire que « l'infection est au rein ce que le rhumatisme est à l'endocarde » (Landouzy), c'est-à-dire la cause pathogène principale; et ceci est tellement vrai pour les fièvres typhoïdes, en particulier, qu'on peut considérer le retentissement sur le rein dans ces infections comme un phénomène presque constant. En effet, les urines des typhiques contiennent, d'après A. Robin (81), dans l'immense majorité des cas, de l'albumine et des cylindres granuleux ou hyalins, preuves d'une lésion rénale.

Quelles sont les causes de ces lésions et quels sont leurs

agents pathogènes? Le Bacille d'Eberth a-t-il une prédilection spéciale pour le rein et est-il le seul agent pathogène, ou bien y a-t-il une action combinée, simultanée de plusieurs agents pathogènes, le Bacille d'Eberth ne servant que de cause déterminante?

C'est ce que nous nous proposons de résoudre dans ce chapitre.

Parmi les causes favorisant les infections urinaires au cours des fièvres typhoïdes, nous pouvons citer :

a) *Les conditions individuelles.* — Il faut, en ce qui concerne les néphrites, tenir compte des conditions individuelles préalables et de l'hérédité. La néphrite n'est certes pas héréditaire, mais la dyscrasie, dont elle procède, paraît l'être; les néphrites prennent souvent l'apparence d'une maladie, sinon héréditaire, au moins familiale (familles à organes faibles ou sensibles [Barthélemy]). Lecorché et Talamon (54), dans leur traité de l'albuminurie, en ont consigné également plusieurs cas.

Il va sans dire que les personnes prédisposées pour les néphrites feront plus facilement, au moment d'une infection générale grave, de la néphrite infectieuse, le terrain étant tout préparé. Il ne faut pas oublier que la prédisposition peut être créée aussi par une lésion ou un traumatisme intérieur d'une partie quelconque des voies urinaires, traumatisme produit par un calcul, par exemple. Au service de M. le professeur Etienne, à l'hôpital Bon-Pasteur, nous avons observé un cas de cystite suppurée survenue au déclin d'une fièvre paratyphoïde B. Le malade avait été opéré un an auparavant pour un calcul vésical. Donc, la présence plus ou moins prolongée d'un calcul dans les voies urinaires peut produire des lésions de leur muqueuse et préparer le terrain pour une infection.

b) *L'âge* nous paraît avoir une assez grande importance, car dans la majorité des cas on ne trouve ces infections que chez les adultes et surtout chez les personnes âgées.

Ces considérations étant faites, examinons maintenant quels sont les agents pathogènes des infections urinaires chez les typhiques et paratyphiques, quelle est la porte d'entrée et la voie que suivent ces agents pour envahir les voies urinaires et par quel processus ils y provoquent des lésions plus ou moins étendues.

Les agents pathogènes peuvent suivre trois voies différentes pour pénétrer dans l'appareil urinaire :

a) *La voie lymphatique;*
b) *La voie sanguine;*
c) *La voie uréthrale.*

Les deux premières constituent *la voie descendante* et la dernière *la voie ascendante.*

## 1° INFECTIONS DESCENDANTES

### A. — Voie lymphatique

L'infection des reins par cette voie est peut-être possible, étant donné les connexions des chylifères et des lymphatiques du gros intestin avec les lymphatiques rénaux, par l'intermédiaire des ganglions abdominaux auxquels ils aboutissent tous.

Pour Legueu (54 *bis*), « la voie lymphatique est contestable et exceptionnelle. Dans ce cas, l'infection du tissu cellulaire gagne le rein de proche en proche. Ce n'est pas prouvé. »

**B. — Voie sanguine.**

La voie sanguine nous paraît beaucoup plus importante que la précédente, et elle nous occupera un peu plus longtemps.

Nous savons que le Bacille typhique Eberth circule dans le sang dès la première phase de la fièvre typhoïde : *la bacillhémie de la phase initiale*, et la preuve en est l'hémoculture qu'on fait à cette période pour diagnostiquer une infection éberthienne.

Du sang, le Bacille d'Eberth s'élimine par voies différentes, et notamment :

1° *Par le foie et la bile*, élimination prouvée par l'expérience de Roger, qui injecte du Bacille typhique Eberth dans la veine marginale de l'oreille du lapin, et le retrouve dans le foie et la bile.

2° *Par les organes limphoïdes de l'intestin*, élimination prouvée par les inflammations et ulcérations des plaques de Payer causées par le passage et l'accumulation du Bacille typhique Eberth à ce niveau.

3° *Par les reins*. Nous avons vu, d'après la statistique de Bouchard communiquée au Congrès de Londres, en 1881, alors que le Bacille d'Eberth n'était qu'imparfaitement connu, qu'une grande majorité des typhiques qui ont de de l'albumine présentaient en même temps de la bacillurie. De nombreuses expériences ont été faites en ce qui concerne l'élimination des bactéries par les urines et les auteurs ne sont pas tous d'accord sur cette question. Les uns pensent, avec BIEDL et KRAUS (10), que la paroi vasculaire normale, non modifiée, peut être traversée par diapédèse par les micro-organismes qui circulent dans le sang et que le tissu intact n'offre pas d'obstacle à ce passage. Ils considèrent l'apparition des micro-organismes dans l'urine comme un phénomène physiologique. Les autres, et ceux-ci sont les plus nombreux, pensent, avec OPITZ (69), VON KLECKY (52), MÉTIN (62), etc., que ce passage n'est pas un phénomène physiologique et que les bactéries ne peuvent pas passer à travers un rein normal. F. ROLLY (83), à la suite de ses travaux et recherches, pense que, durant la sécrétion et la filtration de l'urine du sang contenant des microbes, il peut, en même temps, passer une certaine quantité de bactéries. D'après lui, il est indifférent pour ce passage qu'il y ait ou non lésion ou altération du filtre rénal.

Comment ces bacilles passent-ils dans les voies urinaires?

Pour BOUCHARD, les microbes, circulant dans le sang, s'arrêtent pour une raison quelconque dans les vaisseaux des reins, s'y accumulent et se multiplient, et finissent par modifier l'état anatomique des cellules, soit par ischémie, soit par congestion collatérale, soit enfin par traumatisme direct. Et l'on retrouve dans les urines les mêmes microbes en même temps que l'albumine et les dépouilles épithéliales, indice certain d'une néphrite. D'après ALBARRAN (6) [thèse], les bacilles qui infectent les reins par la voie sanguine s'accumulent, produisent des embolies dans les artères glomérulaires ou les vaisseaux sus-pyramidaux. Pour LECORCHÉ et TALAMON (54), le passage prolongé des bactéries à travers le filtre rénal « ne saurait rester sans « action sur celui-ci; il se produit une irritation locale qui « ne peut exister sans perturbation vasculaire; et l'axiome « *ubi irritatio ibi fluxus* est vrai pour le rein comme pour « tout autre organe ».

Donc, il se produirait d'abord une congestion rénale causée par l'irritation due à la présence constante des bactéries ou de leurs produits solubles. Cette congestion provoquerait un arrêt dans l'élimination des microbes et les lésions rénales seraient la conséquence de cet arrêt et de la multiplication des microbes dans le parenchyme rénal.

Tant que les reins fonctionnent normalement et que s'effectue le cours normal de l'urine, les microbes qui s'y trouvent ne peuvent pas s'arrêter ni se multiplier; ils sont balayés par le courant urinaire avant de pouvoir produire des désordres dans le tissu rénal. Si, à un moment donné, chez un malade présentant de la bacillurie, au déclin de la fièvre typhoïde ou pendant la convalescence, il se forme un obstacle à l'élimination de l'urine, à un point quelconque de son appareil urinaire, il se produit de la stase urinaire. Les microbes s'arrêtent, s'accumulent, deviennent plus virulents et par conséquent exercent leur action nocive sur le parenchyme rénal. Cette action est d'autant plus grande que les microbes restent plus longtemps en contact du parenchyme, car à l'action du microbe lui-même s'ajoute l'action plus prolongée des toxines qui ne sont plus éliminées par le cours libre de l'urine. Donc, le contact prolongé des corps étrangers (microbes et toxines, dans le cas particulier) produit une irritation accompagnée de congestion du parenchyme rénal. Cette congestion offre déjà un obstacle à l'élimination normale de l'urine et il se produit de la stase urinaire. D'après H. VINCENT (89), l'urine, surtout alcaline, n'est pas un milieu défavorable à la multiplication du Bacille d'Eberth (il cultive sur urine) et cette multiplication est favorisée par la stase urinaire, car, dans ce cas, les bacilles se multiplient comme en vase clos. De ce fait, les toxines sont sécrétées en plus grande quantité et, n'étant plus éliminées, exercent leur action nocive sur le rein, et provoquent un état catarrhal et un affaiblissement vital de celui-ci.

En résumé, il y a action combinée des microbes et de leurs produits de sécrétion.

D'après BRAULT (12 *bis*), lorsqu'on trouve des altérations uniformes des cellules épithéliales développées au même degré, dans les différents points où on les examine, on est autorisé à faire intervenir l'influence des poisons solubles fabriqués par les microbes qui se trouvent aussi bien loin du rein que dans le rein même. Au contraire, si les lésions sont localisées en certains points du parenchyme rénal, on peut supposer qu'elles dépendent de l'action directe des bactéries. Il est donc très compréhensible que lorsque les microbes, qui souvent peuvent traverser le filtre rénal sans que celui-ci en souffre, rencontrent un tissu en état catarrhal, par conséquent un *locus minaris resistentiæ*, ils y produisent facilement des lésions plus ou moins étendues.

Nous constatons donc que la pathogénie des infections des voies urinaires par la voie sanguine est bien complexe. Pour les uns, c'est l'action directe des microbes; pour les autres, l'action des toxines sécrétées par ces derniers.

Il nous semble que l'hypothèse la plus admissible est celle de l'action combinée des microbes et de leurs toxines; mais pour que leur action nocive retentisse sur le parenchyme rénal et y produise des altérations, il faut une cause adjuvante telle qu'un obstacle qui entrave le cours normal de l'urine ou un traumatisme antérieur prédisposant aux infections ultérieures.

La lésion une fois produite en un point, l'infection gagne de proche en proche en suivant toujours le cours de l'urine, et c'est ainsi que nous trouvons des lésions des glomérules, des tubes contournés, des anses de Henle, des tubes collecteurs, du bassinet, de la vessie,

## 2° INFECTIONS ASCENDANTES

Envisageons, enfin, le troisième mode d'envahissement des voies urinaires par les micro-organismes. Comment se produit cet envahissement et quelles sont les conditions qui le favorisent?

L'infection du rein peut être produite aussi par les microbes contenus dans l'urine altérée. « L'urine de l'homme sain ne contient pas de micro-organismes » (Berlioz). Comment donc les microbes se trouvent-ils dans les voies urinaires et quels sont ces microbes? Quelles sont les conditions qui favorisent leur pénétration et leur multiplication dans l'appareil urinaire?

Un rapprochement est à faire à ce point de vue-là, entre l'infection des voies urinaires, d'une part, et celle des glandes salivaires et des voies biliaires, d'autre part, toutes trois étant soumises à la loi de l'infection ascendante des voies aseptiques communiquant avec une cavité septique.

« *Les infections des glandes salivaires* peuvent être considérées comme type des infections ascendantes » [G. Etienne (27)]. Elles sont normalement aseptiques, mais par ses conduits excréteurs elles sont en contact avec la cavité buccale qui contient toujours des microbes. Normalement, ces microbes sont balayés, chassés par la matiscation et la déglutition des aliments, surtout liquides. La salive possède, en outre, quelques propriétés antiseptiques et atténue considérablement la virulence de ces microorganismes. Si, pour une raison quelconque, le balayage et le lavage alimentaire buccal se trouvent modifiés, ou même quelquefois totalement supprimés, ce qui arrive très souvent dans les maladies aiguës, adynamiques, la sécrétion de la salive est presque supprimée du fait de la suppression de la mastication. Les microbes, qui ne sont plus chassés et qui subissent moins l'action antiseptique de la salive, se mettent plus facilement à pulluler et à fermenter dans la cavité buccale. Comme il y a, en même temps, stagnation de la salive dans les canaux d'excrétion, les microbes, devenus plus virulents, envahissent facilement ces canaux, et l'injection des voies salivaires se produit.

Donc, « les infections salivaires aiguës, et surtout la « parotidite, résultent presque toujours d'une infection « ascendante d'origine canaliculaire » [MM. Haushalter et Etienne (49)] et sont causées pa: les microbes pathogènes, hôtes habituels de la bouche [staphylocoque doré et blanc, le plus souvent (23 %), pneumocoque, moins souvent (10 %), et rarement streptocoque (2 %), pneumobacille (1 %) et *micrococcus tetrogenes* (1 %)].

2° *Les voies biliaires.* — Il en est de même en ce qui concerne les infections des voies biliaires, divisées par DUPRÉ (23) en deux catégories :

*a*) Infections biliaires primitives;

*b*) Infections biliaires secondaires, les infections typhiques des voies biliaires étant le type de ces dernières.

Nous savons que l'intérieur des cavités closes de l'organisme normal ne contient pas de germes microbiens, il est aseptique; mais les voies biliaires, de même que les voies salivaires, communiquent avec un milieu septique qui est le tube digestif.

Quatre voies différentes paraissent être ouvertes à l'infection des voies biliaires :

*a*) La voie lymphatique;

*b*) La voie artérielle;

*c*) La voie veineuse;

*d*) La voie biliaire.

a) La *voie lymphatique* n'a pas ici un rôle aussi important que dans les autres viscères. Les chylifères apportent les agents pathogènes puisés sur la muqueuse intestinale aux ganglions mésentériques.

b) *Voie artérielle.* — C'est surtout par la voie artérielle (artère hépatique) que le foie est infecté dans les cas des infections générales où l'agent pathogène circule dans le sang.

c) *Voie veineuse.* — Quand l'infection est apportée au foie par la voie veineuse, ce sont les symptômes intestinaux qui attirent d'abord notre attention. Ils précèdent l'infection des voies biliaires ou sont plus accusés (comme dans la fièvre typhoïde, dysenterie).

d) *Voie biliaire.* — Si l'invasion du foie se fait par la voie biliaire, c'est la lésion biliaire qui prime; l'attention est d'abord attirée de ce côté.

Quel est le mécanisme de cette infection qui nous paraît fréquente?

La bile, par ses propriétés microbicides, empêche le développement de la plupart des éléments microbiens, tandis qu'elle favorise le développement et la multiplication des bacilles typhiques et paratyphiques, et du *Bacillus Coli*, pour lesquels elle constitue un milieu électif de culture (procédé d'isolement).

Les microbes, qui normalement se trouvent dans l'intestin et qui sont généralement inoffensifs, acquièrent souvent, dès qu'ils sont transplantés sur un autre terrain, des propriété virulentes nouvelles et deviennent des agents pathogènes redoutables. Lorsque le cours de la bile se fait normalement, les microbes de la cavité intestinale septique, s'ils pénètrent dans les voies biliaires, en sont vite balayés et chassés par le courant d'excrétion ou détruits sur place.

S'il y a un obstacle quelconque (un calcul biliaire, le plus souvent) à l'élimination libre de la bile, les micro-organismes, qui ne sont plus chassés par le courant d'excrétion et qui sont moins exposés à l'action microbicide de la bile, envahissent de proche en proche les voies biliaires, se multiplient, deviennent plus virulents et l'infection se fait par *voie ascendante*.

Il est très probable que les maladies graves adynamiques entraînent une modification qualitative et une diminution quantitative de la bile, et, par ce fait, favorisent l'ascension et le développement des bactéries intestinales dans les voies biliaires. DUFFOURT (21) a signalé, dans le *Lyon médical*, quatorze cas de lithiase biliaire consécutive à la fièvre typhoïde chez les malades n'ayant jamais rien présenté auparavant du côté de leur foie ni de la vésicule biliaire. Mais, le plus souvent, l'infection est consécutive à la lithiase biliaire.

Nous venons d'examiner quelles sont les voies que les micro-organismes peuvent suivre pour envahir les voies biliaires. Quels sont ces micro-organismes? Généralement les bacilles typhiques et paratyphiques au cours de ces affections. GILBERT et GIRODE (36) ont trouvé le bacille typhique dans une angiocholite suppurée chez un malade atteint de fièvre typhoïde suivie de mort le seizième jour de la maladie. Mais les bacilles typhiques et paratyphiques ne sont pas les seuls agents pathogènes; quelquefois ils s'associent à d'autres bacilles pyogènes : le staphylocoque, le *Bacillus Coli*, etc.

## INFECTIONS ASCENDANTES DES VOIES URINAIRES

Ce que nous venons de dire pour les voies salivaires et biliaires, d'après la loi générale indiquée plus haut, s'applique parfaitement aux cavités qui servent de réservoir et de voie de conduction à l'urine. La glande et presque toutes les parties de ses conduits excréteurs normalement sont aseptiques. La seule partie qui est habituellement habitée par les germes microbiens est l'urètre, et encore seulement dans sa partie antérieure. L'appareil urinaire par ses connexions génitales est souvent exposé à l'envahissement par les micro-organismes, surtout chez la femme. Pour ALBARRAN, l'infection des voies urinaires se fait par les microbes contenus dans l'urine altérée. Nous venons de dire que la pénétration des microbes dans l'appareil urinaire est très facile.

*Conditions de réceptivité.* — La simple pénétration des germes pathogènes dans la vessie ne suffit pas pour produire des lésions. Il faut l'appropriation préalable du terrain; il faut qu'il y ait stagnation urinaire produite par un obstacle au cours normal de l'urine. Une fois dans la vessie dont l'évacuation se fait mal, les microbes produisent d'abord, d'après GUYON (44), la fermentation de l'urée : l'urine de[illegible]nt ammoniacale et cause par l'irritation chimique l'inflammation de la paroi vésicale qui favorise l'action microbienne. La congestion de la vessie altère l'épithélium protecteur et permet aux microbes de végéter et de provoquer des lésions plus ou moins étendues. Il n'est pas nécessaire pour cela, d'après J. RENAULT (79), qu'il y ait des lésions anatomiques de la muqueuse, il suffit qu'elle soit fonctionnellement altérée.

Notons aussi que les lésions médullaires et les affections adynamiques graves favorisent considérablement les infections urinaires.

Les lésions vésicales une fois produites, l'infection, toujours favorisée de plus en plus par les troubles vésicaux, gagne de proche en proche et par les uretères atteint les bassinets et produit de la *pyélo-néphrite ascendante rayonnante.*

En partant de la vessie, comme point de départ de l'infection, les agents pathogènes peuvent aussi emprunter la voie sanguine, par conséquent la voie descendante pour atteindre les reins [Albarran, G. Etienne (26)]. Ils produisent d'abord une infection généralisée de tout l'organisme, puis, secondairement, par la voie vasculaire descendante, envahissent les reins qui peuvent être déjà atteints en même temps par la voie ascendante.

Dans ce cas, l'infection se produit par voie mixte.

## LES MICROBES DES INFECTIONS URINAIRES

Quels sont les microbes des infections urinaires au cours des fièvres typhoïdes et paratyphoïdes qui, particulièrement, nous intéressent ici?

On peut établir, d'une façon générale, que les infections des voies urinaires par voies descendantes se font par les agents pathogènes de l'infection générale, c'est-à-dire les bacilles typhiques et paratyphiques, et que l'infection ascendante se fait par les micro-organismes apportés de l'extérieur, parmi lesquels le *Bacillus Coli* vient en premier lieu, puis les staphylocoques (*aureus, albus et citreus*), agents de l'infection banale, rarement le streptocoque pyogène.

L'infection ascendante par les bacilles typhiques et paratyphiques n'est pas impossible. Ces bacilles seraient apportés de l'extérieur par les souillures, chez les malades présentant de l'incontinence des matières fécales; mais ces cas sont exceptionnels.

Il n'est pas rare de voir les bacilles de l'infection première s'associer avec les bacilles apportés par la voie ascendante, et l'on assiste à une *infection combinée des voies urinaires.*

Quant aux fièvres paratyphoïdes à *Bacillus enteritidis* GAERTNER, les complications urinaires paraissent être moins fréquentes au cours de ces affections. « Malgré la « gravité parfois extrême des cas, l'albuminurie, bien « que recherchée de façon permanente, n'a été notée, et « encore qu'à l'état de traces, dans un cas sur douze. » [G. ETIENNE (30).]

## CHAPITRE III

## FORMES CLINIQUES ET OBSERVATIONS

Les infections de l'appareil urinaire peuvent, comme nous l'avons indiqué plus haut, être de deux ordres différents :

1° Elles sont une complication survenue au cours ou pendant la convalescence des fièvres typhoïdes et para typhoïdes, et elles sont produites soit par l'agent pathogène de ces affections — généralement infection descendante; — soit par des agents des infections banales — en général infection ascendante.

2° Elles sont primitives, essentielles, produites par les bacilles typhiques ou paratyphiques, qui localisent leur action exclusivement sur l'appareil sanitaire.

### I. — COMPLICATIONS URINAIRES DES FIÈVRES TYPHOIDES ET PARATYPHOIDES

Nous allons passer en revue d'abord les formes cliniques des complications rénales en les classant suivant l'intensité des altérations rénales et en commençant par les formes les plus légères, qui se manifestent par de l'albuminurie simple. Ensuite, nous étudierons les complications vésicales.

## 1° COMPLICATIONS RÉNALES

### A. — Formes albuminuriques

GREGORY tendait à démontrer, en 1832, que l'albumine peut exister dans les urines des typhiques, sans qu'il existe de lésion appréciable du tissu rénal autre qu'une congestion qui ne va même pas jusqu'à l'inflammation. On peut dire, d'une façon générale, que l'albumine est très fréquente dans la fièvre typhoïde. Elle est le plus souvent passagère et résulte d'une congestion rénale qui est constante dans la fièvre typhoïde. Plusieurs hypothèses ont été émises pour expliquer la cause déterminante du passage de l'albumine dans les urines. Pour GUBLER, il serait dû à l'excès de l'albumine dans le sang relativement aux globules sanguins. Mais cet excès ne suffit pas à déterminer l'albuminurie, il faut que le rein s'en mêle, il faut une modification du filtre rénal. Les autres prétendent que l'albumine du sang, modifiée dans sa composition normale, peut, à l'instar des corps étrangers, produire à la longue de l'irritation et des lésions du filtre rénal.

Une troisième théorie défendue par JACCOUD admet que l'albumine du sang, modifiée par l'état fébril, devient plus diffusible et peut facilement passer à travers le filtre rénal sans que celui-ci en ressente les effets (*théorie dyscrasique*). Enfin, la *théorie mécanique* suppose qu'un ralentissement de la circulation rénale, produit par un obstacle siégeant sur l'artère ou la veine rénale, a toujours pour effet immédiat l'apparition de l'albumine dans les urines. Cette théorie explique, en tous cas, l'albuminurie consécutive aux troubles de l'élimination urinaire.

Quoi qu'il en soit de la pathogénie de l'albuminurie dans les infections graves, il est un fait certain, c'est qu'elle est très fréquente au cours des infections dothiénentériques. Le moment de son apparition est fort variable : fin du deuxième septenaire le plus souvent, début du troisième, rarement fin du premier (6e jour, LEGROUX et HANOT). Habituellement, elle est passagère, peu abondante et résulte d'une simple congestion rénale; elle disparaît à la défervescence sans produire des altérations profondes du parenchyme rénal. Mais si on voit une albumine survenir d'une façon *précoce*, devenir *abondante d'emblée* et se prolonger, c'est une néphrite qui s'installe, ce qui aggrave singulièrement le pronostic; mais cette néphrite peut ne pas se manifester par d'autres signes cliniques que l'albuminurie.

### OBSERVATION I (personnelle)

*Résumé.*

**Fièvre typhoïde fruste, à début brusque. Albuminurie massive. Broncho-pneumonie. Mort au 10e jour.**

Abr... Louise, 21 ans (non vaccinée), entrée à l'Hôpital civil, service de M. le professeur ETIENNE, le 28 mai 1915.

Début brusque, le 27 mai : grands frissons, point de côté violent.

*28 Mai.* — T. 40°. Langue très chargée. Sibilances disséminées aux deux poumons, surtout à la partie moyenne et aux bases.

*29 Mai.* — T. 40°6, matin; 41°, soir. Surdité assez marquée.

*30 Mai.* — T. 40°1, matin; 40°8, soir. Insomnie. Langue fortement rôtie, fuligineuse. Diarrhée fétide. Quelques taches rosées. *Albuminurie.*

Le foie déborde de deux travers de doigts; la rate est perceptible. Sibilances des deux côtés. Tremblements.

*31 Mai.* — T. 40°4, matin; 40°2, soir. *Albumine, 6 grammes.*

*1er Juin.* — T. 40°, matin; 40°5, soir. Pouls, 118 à 122. Urines, 600 centimètres cubes.

*2 Juin.* — Nuit agitée. Délire.
Submatité et souffle bronchique à la base droite.
Urines, 750 centimètres cubes. *Albumine, 1 gr. 50.*

*4 Juin.* — Délire. Incontinence des matières. Urines, 1.000 centimètres cubes. *Albumine, 2 grammes.*

Mort le 5 juin, au 10e jour de la maladie.

HÉMOCULTURE le 30 mai (4e jour de la maladie) : Positive pour le Bacille typhique Eberth.

---

OBSERVATION II (personnelle)

*Résumé.*

**Fièvre typhoïde avec délire et agitation. Albuminurie.**

Marie Ma..., 32 ans, ménagère. Entrée à l'Hôpital civil, service de M. le professeur ETIENNE, le 14 octobre 1916.

Début brusque, le 7 octobre, par des frissons, nausées, diarrhée, fièvre.

*15 Octobre.* — Rate perceptible. Pluie de taches rosées. Surdité intense. *Tuphos.* Nuit agitée. T. 39°2, matin; 39°8, soir.

*16 Octobre.* — Nuit très agitée; insomnie complète, par moments délire et agitation. Langue rouge, sèche. Nausées et vomissements.
*Albumine, 0,75 centigrammes.*
Taches rosées couvrant tout le corps.

*17 Octobre.* — Délire intense, agitation; tremblements. Nuit excessivement agitée. T. 39°4 à 39°8.

*18 Octobre.* — La malade est calme, sans délire; la surdité semble être diminuée. Pouls régulier, bien frappé. Nuit calme.
*Albumine, 1 gramme.*

*19 Octobre.* — Malade affaissée, calme. Langue blanche, sèche. Toujours taches rosées aussi nombreuses.

*20 Octobre.* — Langue blanche, sale, humide. Les taches rosées commencent à pâlir. T. 38°6 à 39°7.

*21 Octobre.* — Les taches rosées pâlissent. T. 38°8. Etat général bon. Pouls bon.

*24 Octobre.* — Stade amphibole.

Du 25 au 29 *octobre*, oscillations entre 36°6 et 37°9, puis descente, apyrexie et début de la convalescence.

Recherches bactériologiques

Hémoculture le 21 octobre : Positive pour Bacille typhique Eberth.

Séro-agglutination : + Eberth à 1/20, + très faible G à 1/20, — Para A et B.

---

## OBERVATION III

[Millard (63)]. *Résumé.*

**Fièvre typhoïde ataxo-adynamique. Albuminurie. Eschares. Mort. Néphrite.**

Manoury P..., 39 ans, menuisier, entré à Lariboisière le 14 novembre 1876. Début d'une fièvre typhoïde trois jours avant.

*17 Novembre.* — Délire et excitation cérébrale.

*18 Novembre.* — Léger délire.

*19 Novembre.* — *Quantité très considérable d'albumine* dans les urines.

*20 Novembre.* — Purpura à l'épigastre et aux cuisses.

*22 Nvembre.* — Délire, prostration, petite eschare au sacrum. Mort le 23 novembre.

Autopsie. — Plaques de Payer à la période d'ulcération.

Les reins sont volumineux, manifestement congestionnés.

La couche corticale et les pyramides en certains endroits sont fondus dans une même teinte et le tissu présente, par places, la coloration jaunâtre de la dégénérescence graisseuse et, dans d'autres, la couleur violacée de l'hyperhémie intense.

Il est à retenir des observations rapportées ci-dessus la diminution notable de la quantité d'urines à un moment donné de la maladie, qui tombent à quelques centaines de centimètres cubes et renferment de l'*albumine* en quantité souvent considérable. Ce phénomène coïncide souvent avec l'apparition des phénomènes nerveux d'intensité plus ou moins grande, tels que : agitation, insomnie et, dans les cas plus graves, délire et état de tuphos. Cependant, l'atteinte rénale ne se manifeste que par l'albuminurie en abondance plus ou moins considérable.

Si l'infection doit avoir une issue favorable, cette période d'oligurie est suivie de la débâcle urinaire qui précède la défervescence ou coïncide avec elle, et qui est typique dans l'observation I. En même temps, l'albumine diminue et finit généralement par disparaître complètement, ou est réduite à l'état de traces.

Mais quelquefois elle peut être très persistante et passer à l'état chronique, comme c'est le cas dans l'observation qui suit :

### OBSERVATION IV

[G. Etienne et Voirin (29)]. *Résumé.*

**Fièvre typhoïde à Eberth et Para A. mixte.
Albuminurie tardive persistante.**

Der... Jean, ...e régiment territorial. Entré à l'Hôpital auxiliaire du Bon-Pasteur le 9 avril 1917.

Après quatre jours de vague malaise, surtout constitué par de l'inap-

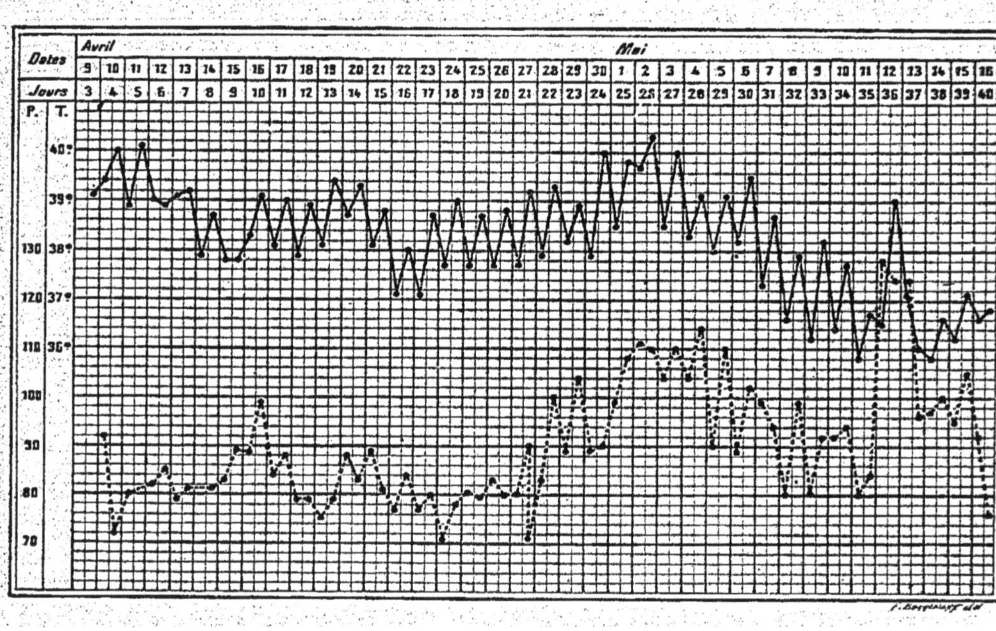

Dates
Avril
Mai
9 10 11 12 13 14 15 16 17 18 19 20 21 22 23 24 25 26 27 28 29 30 1 2 3 4 5 6 7 8 9 10 11 12 13 14 15 16
Jours
3 4 5 6 7 8 9 10 11 12 13 14 15 16 17 18 19 20 21 22 23 24 25 26 27 28 29 30 31 32 33 34 35 36 37 38 39 40
P.
T.
40°
39°
130 38°
120 37°
110 36°
100
90
80
70

pétence, se manifeste un début *brusqué*, caractérisé par une élévation rapide de température.

A l'entrée : T. 39°2 à 39°6; faciès fatigué; langue humide blanche.

La température s'élève ensuite à 40°1. La langue se dessèche. Les taches rosées apparaissent le 10e jour, restant très discrètes.

La matité splénique n'apparaît que le 27e jour, à peine perceptible; elle est manifeste le 33e jour. L'adynamie est profonde, sans tuphos.

L'évolution thermique est continue, nettement polycyclique en trois poussées, atteignant leurs fastigia aux 5e, 13e et 27e jours, avec 40°1, 39°4 et 40°3, séparés par des plateaux entre 38° et 39°.

La descente en lysis commence le 30e jour.

Au 36e jour éclate une crise extrêmement grave d'insuffisance surrénalienne avec hypotension extrême, avec pouls filant très petit, très dépressible; collapsus cardiaque.

Température 39°. *Les urines tombent à 500 centimètres cubes.* On administre : substance surrénalienne, adrénaline en injection dans le sérum artificiel. Le cœur se remonte.

*La débâcle urinaire* (2.500-3.500 c. c.) se produit au 42e jour, 9e jour de la crise.

La convalescence s'établit ensuite régulière, mais lente, pénible, asthénique.

*Au 58e jour de la convalescence*, l'infirmière, examinant les urines, comme elle l'a fait très fréquemment à l'Hôpital du Bon-Pasteur, constate la présence d'une *albumine* qu'aucun signe n'avait révélée : 10 centigrammes, d'abord; 35 centigrammes après 10 jours; 1 gramme au 15e jour, puis 50 centigrammes constamment jusqu'au départ du malade en convalescence.

Le malade a été ensuite réformé.

### Recherches bactériologiques

Hémoculture, *12 avril* (6e jour) : + Eberth et Para A.

Séro-agglutination, *12 avril* (6e jour) : Négative T A B à 1/20.

*30 Avril* (24e jour) et *4 mai* (28e jour) : Négative T A B.

*8 Mai* (32e jour, 2e de lysis) : T + 1/20; — A et B; G faible à 1/20.

*21 Mai* (45e jour) : T + 1/100; — A et B à 1/20.

*31 Mai* (55e jour) : T + 1/200; — A et B à 1/20.

*7 Juin* (62e jour) : T + 1/80; — A et B à 1/20.

*18 Juillet* (103e jour) : T + 1/20; — A et B à 1/20.

Coproculture, 22 *mai* : Positive. Bacille typhique (tous les caractères, sauf l'agglutination par le sérum expérimental).

*5 Juin* : Négative.

Bactériurie, *1er mai* : Négative.

Examen du dépôt : Nombreuses hématies altérées; quelques rares polynucléaires.

*26 Mai* : Négative.

*29 Mai : Nombreux cylindres urinaires, cellules épithéliales, rares hématies, rares globules de pus.*

*28 Juin* : Nombreuses hématies en voie de dégénérescence; quelques rares polynucléaires; quelques rares cellules épithéliales. Culture négative.

### B). — Formes cylindruriques

Les cylindres urinaires, et notamment les cylindres granulo-graisseux, s'observent à un degré plus avancé d'altération rénale au cours des maladies infectieuses. Pour Bouchard, les cylindres urinaires sont l'indice certain d'une desquamation épithéliale des tubes urinifères et, par conséquent, de lésions plus profondes du parenchyme rénal. A. Robin les trouve dans 30 % des sédiments et dans 12 % des urines typhiques.

Ces cylindres, qui se forment dans les tubes contournés dont ils empruntent la forme, peuvent être de trois sortes :

1° *Hématiques* ou *leucocytaires*, formés d'hématies et de leucocytes agglutinés;

2° *Albumineux*, les uns homogènes, festonnés et cassés, nettement *cylindreux circux;* les autres, flous, moins denses, *cylindres hyalins, colloïdes;*

3° *Cylindres granuleux* ou *granulo-graisseux*, formés des granulations graisseuses, granulations protéiques et de noyaux cellulaires. C'est cette dernière catégorie qui est la plus importante, car sa présence dans le dépôt urinaire est la signature d'une desquamation cellulaire de l'épithélium rénal.

N'ayant pas rencontré de cas de cylindrurie simple, sans autres symptômes, nous prions le lecteur de se reporter aux observations VII et XXII.

### C). — Formes hématuriques

L'*hématurie* est l'émission simultanée du sang et de l'urine.

Elle accompagne généralement les pyrexies graves à forme congestive et hémorragique, survient habituellement tardivement, à la fin de la maladie et au milieu de phénomènes généraux plus ou moins graves.

Elle est souvent accompagnée d'albuminurie, ou la précède.

Le sang qu'on trouve dans les urines peut provenir des différentes parties de l'appareil urinaire, mais souvent il provient de tout l'appareil : reins, bassinet, vessie. L'hématurie coïncide fréquemment avec la présence du pus et des cylindres dans les urines.

Le sang peut passer dans les urines en plus ou moins grande quantité. On reconnaît généralement à l'œil nu une urine hématurique lorsque le sang s'y trouve en assez grande quantité : l'urine prend alors une coloration *rouge-foncé*, avec un *dépôt* plus ou moins abondant. Mais quelquefois on est obligé d'avoir recours à l'examen microscopique pour déceler la présence du sang dans les urines, lorsque celui-ci s'y trouve en petite quantité.

Ce passage du sang dans les urines peut être dû à une

hyper-congestion rénale. Chez les sujets ayant eu de l'hématurie, A. Robin a trouvé à l'autopsie une dégénérescence plus ou moins grande des épithéliums canaliculaires et les tubes rénaux remplis de sang; il y a eu, dans ce cas, des ruptures vasculaires qui permettent le passage du sang dans les canicules. D'après Legueu, certains poisons microbiens que le rein est chargé d'éliminer ont une influence hémorragique nette.

### OBSERVATION V (personnelle)

*Résumé.*

**Fièvre typhoïde adynamique. Hématurie.**

Maurice Ab..., 29e régiment d'infanterie, entré à l'Hôpital auxiliaire du Bon-Pasteur, service de M. le professeur Etienne, le 17 novembre 1914, au cours de la grande épidémie typhique.

Début paraissant être assez brusque par de la céphalée et de la courbature; T. 39°, le 14 novembre.

A l'entrée : langue blanche; une selle purée; une ou deux taches rosées. Rate perceptible; pouls bien frappé, un peu mou; T. 39°9.

20 *Novembre.* — *Adynamie*, prostration. Pouls régulier, égal, bien frappé.

22 *Novembre.* — Pouls bon; *adynamie*, prostration.

25 *Novembre.* — La température qui, depuis l'entrée du malade, s'était maintenue en plateau très élevé (40° à 40°4) présente une descente brusque à 37° (le 24), qui s'est effectuée en moins de deux jours, puis remonte le lendemain aux environs de 39°.

Prostration, adynamie; langue sèche, constipation.

26 *Novembre.* — Trémulations; adynamie.

27 *Novembre.* — Une selle inodore, purée assez épaisse. Langue sèche. Pouls assez bon.

1er *Décembre.* — La température, depuis le 25, présente un nouveau plateau autour de 39°; puis, le 30, elle descend et se maintient aux environs de 38°. Selles moulées. Pouls assez bon, bien frappé.

*4 Décembre.* — *Hématurie.*

*5 Décembre.* — *Grosse hématurie.* Urines, 1.450 centimètres cubes, légèrement sanglantes au début, puis avec caillots. Dans le vase, urine rose, puis dépôt brun de 400 centimètres cubes.

*6 Décembre.* — 1.500 centimètres cubes; plus de dépôt. Surdité. La température qui, le 4, était descendue au-dessous de 37°, remonte assez rapidement pour atteindre 40°1, le 6.

*9 Décembre.* — Pouls bon; ventre très peu ballonné; langue blanche, humide. Peu de dépôts dans les urines.

*12 Décembre.* — Urines claires, 1.200 centimètres cubes.

*15 Décembre.* — Adynamie.

*17 Décembre.* — Malade plus éveillé. La température, depuis le 6, présente une période de grandes oscillations entre 37°5 et 39°8 (stade amphibole), puis tombe au-dessous de 37°, le 21, alors que commence l'apyrexie.

---

## OBSERVATION VI

[A. Gouget (40)]. *Résumé.*

### Un cas de néphroparatyphus.

Le soldat L... Camille, 25 ans, entre, le 8 octobre 1915, à l'Hôpital n° 19, à Toul ,avec le diagnostic « hématurie rénale ».

Néphrite aiguë trois ans avant la maladie actuelle.

Présentait depuis quatre jours de l'*hématurie*, avec une légère fièvre.

A l'entrée, la température vespérale 38°3. Se plaint d'une sensation de courbature générale et de fièvre. Le malade a perdu l'appétit. La langue est blanche.

Le lendemain, l'examen de l'urine la montre louche. Assez forte proportion d'albumine, manifestement supérieure à celle qui résulterait de la seule présence du sang. Température, 37°5.

Aucune manifestation abdominale, pas de diarrhée. La matité splénique paraît augmentée, le foie semble déborder légèrement les fausses côtes. La température s'élève à 39°2 le soir.

Le sang donne une culture de *Bacille Paratyphique B.*

L'urine contient toujours du sang : nombreuses hématies, avec un certain nombre de leucocytes, mais pas de cylindres.

Jusqu'au 15 octobre, la fièvre se maintient à 38° le matin, 39° le soir.

Urines toujours hématuriques. Toujours pas de phénomènes abdominaux et pas de taches rosées.

A partir du 15 octobre, la température s'abaisse et oscille entre 36°5 et 37°6. L'urine, rosée jusqu'au 20, puis teinte bouillon sale. A partir du 28, aucune fièvre; mais, le 6 novembre, les urines contiennent encore une faible quantité d'albumine.

---

## OBSERVATION VII

(Headleam Greenhow). *Résumé.*

[Empruntée à la thèse de P. Petit (70).]

### Cas de fièvre typhoïde avec néphrite aiguë accompagnée d'hématurie abondante sans hydropisie.

Un commissionnaire, 21 ans, fut reçu à l'Hôpital Midlessex, le 25 novembre 1879, le 5e jour d'une fièvre qui avait débuté très sévèrement, puisque le 2e jour avait été marqué par des vomissements, de la fièvre, un peu d'angine.

La nuit qui suivit son entrée, il eut une miction douloureuse et son urine était *presque noire.*

A l'entrée : Pouls 108; température, 103° (Farenheit).

*Urines :* Densité 1.012; rouge foncé, contenant du sang, des caillots et des cylindres épithéliaux.

Prostration marquée et douleurs musculaires. Tympanisme abdominal. Douleurs et gargouillements dans la fosse iliaque droite. Le foie et la rate n'étaient pas augmentés.

Pas de diarrhée, ni de taches rosées.

La maladie s'aggravait rapidement : agitation, délire suivi de somnolence, soubresauts accidentels dans les bras et les jambes.

La langue sèche, fissurée.

Les urines contenaient toujours du sang, mais en plus petite quantité.

Mort le 13e jour de la maladie.

L'autopsie révéla un rétrécissement urétral et une hypertrophie du cœur, une hypostase pulmonaire marquée : deux ou trois petites ulcérations de l'iléon; les glandes de Payer et les follicules isolées étaient tuméfiés; le foie et la rate augmentés de volume et ramollis.

Les reins étaient congestionnés, les tubes sécréteurs remplis d'épithélium granuleux, tuméfiés, et entre les tubes une infiltration de petites cellules.

---

OBSERVATION VIII (personnelle)

**Fièvre typhoïde. Asthénie. Hématurie.**

E... Ernest, maréchal-des-logis, 37ᵉ d'artillerie, entre à l'Hôpital auxiliaire du Bon-Pasteur, service de M. le professeur ETIENNE, le 17 novembre 1914.

Début lent, céphalée, asthénie, depuis le 1er novembre environ.

A l'entrée : Tuphos, asthénie.

Taches rosées, petites, très abondantes; matité splénique appréciable. Pouls régulier, égal, mou, dépressible. Selles liquides. Langue blanche.

*Hématurie* (vers le 10ᵉ jour de la maladie).

*19 Novembre.* — Tuphos.

SÉRO-DIAGNOSTIC : + Eberth.

*20 Novembre.* — Hématurie diminue.

*21 Novembre.* — Pluie de taches rosées.

*22 Novembre.* — Langue rôtie.

*24 Novembre.* — Geignements.

Depuis l'entrée du malade, la température se maintient autour de 39°, descend à 38° le 25 au matin, remonte à 39°3 le soir; début de descente en lysis à partir de ce jour.

Le 3 décembre, elle tombe aux environs de 37° et s'y maintient pendant dix jours, puis tombe au-dessous de 37° le 12 décembre, où commence l'apyrexie.

Le 1er décembre : desquamation en lambeaux très minces et très grands (25 centimètres).

*7 Décembre.* — Amélioration progressive et le malade entre en convalescence.

L'infection urinaire de notre observation V a présenté les caractères d'une infection grave, avec température élevée à grandes oscillations, qui coïncidait justement avec l'apparition du sang en assez grande quantité dans les urines. L'hématurie s'est montrée ici assez tardivement (vers le 19e jour), mais elle peut apparaître plus tôt (10e jour, Observ. VIII) ou être tout à fait précoce, comme c'était le cas dans l'observation VI. Ce cas pourrait faire penser à une infection rénale paratyphique primitive, vu l'absence de taches rosées et de phénomène abdominal; mais les autres symptômes, ainsi que l'évolution générale de l'infection, nous ont semblé une indication suffisante pour la ranger avec nos formes hématuriques.

Dans tous les cas, on remarque une aggravation notable de l'état général au moment de l'hématurie : prostration, adynamie, asthénie, voire même tuphos. Avec la disparition de ces symptômes, on remarque de l'amélioration, alors que les urines redeviennent normales.

### D. — Pyélonéphrites

On désigne par *pyélonéphrite* l'inflammation simultanée du rein, des calices et du bassinet. Il est très probable que si l'infection est descendante c'est le rein qui est infecté le premier, alors que dans une infection ascendante l'inflammation du bassinet précède celle du rein; mais, d'une façon générale, on trouve les lésions simultanées de ces deux parties de l'appareil urinaire, ce qui s'explique facilement par leurs connexions étroites.

Les pylonéphrites, lorsqu'elles sont secondaires à une fièvre typhoïde, surviennent habituellement, comme les autres formes des complications urinaires d'ailleurs, au décours de la fièvre typhoïde; elles sont dues, pour certains auteurs, à l'élimination massive par les reins des sels minéraux, de l'urée et des toxines microbiennes : *pyélonéphrites des convalescents*, bien étudiées par A. Robin.

Les pyélonéphrites peuvent être :

*a*) De forme légère : *catarrhales*, caractérisées par des douleurs rénales profondes, envies fréquentes d'uriner; les urines rares et hautes en couleur renferment du mucus, un peu d'albumine et de nombreuses cellules épithéliales du bassinet dans le sédiment;

*b*) *Suppurées :* les urines contiennent de l'albumine; le sédiment, franchement purulent, est constitué par un mélange de leucocytes granuleux et de cellules épithéliales du bassinet. Cette dernière forme est beaucoup plus rare que la première.

### OBSERVATION IX

[Rayer (75)]. *Résumé.*

**Fièvre typhoïde. Singulier délire. Rétention d'urine. Pétéchies dans la vessie et les bassinets. Double néphrite.**

Un homme entre à l'hôpital de la Charité en décembre 1836 et dit être malade depuis trois semaines. Il paraissait atteint d'une fièvre typhoïde avec prostration et diarrhée; pas de délire. Au bout de quinze jours, fut pris de délire. Les derniers jours, il y eut rétention des urines, qui coulèrent par regorgements.

Mort dans le délire un mois après son entrée à l'hôpital.

Autopsie. — Rien de particulier dans le cerveau ni dans ses membranes.

Les lésions intestinales de la fièvre typhoïde sont en voie de réparation.

Les deux reins présentent sur chacune de leurs faces 5 à 6 points purulents, arrondis, blanchâtres, entourés d'une auréole rougeâtre. Ils sont, en outre, gorgés de sang.

La membrane des bassinets présente des taches pétéchiales sans inflammation.

La vessie offre intérieurement des points ecchymotiques rougeâtres.

---

## OBSERVATION X

[Tapret et Roger (86)]. *Résumé.*

### Fièvre typhoïde. Adénites suppurées. Mort. Néphrite.

Passa Jean, 19 ans, Limousin, malade quinze jours chez lui, sans soin, entre à l'annexe de l'Hôtel-Dieu le 23 novembre 1882.

État a l'entrée. — Prostration très grande. Fièvre modérée 38°8. Facies grippé (rappelant celui qu'on observe dans la péritonite aiguë). Réponses difficiles et lentes. Ventre météorisé. Taches rosées lenticulaires. Urine légèrement albumineuse.

Cinq jours après, le malade semble aller mieux. Température : 37°5 le matin, 38°2 le soir; les dents sèches, fuligineuses, la langue fendillée, les lèvres violacées. Pas de dyspnée. Le malade accuse une douleur dans une zone circonscrite au niveau et un peu au-dessous des fausses-côtes.

Le 30 novembre, amélioration encore plus sensible. Prostration moindre. Température : 36°6 le matin, 37°8 le soir, mais le facies est toujours mauvais.

Le 1er décembre, la fièvre reparaît (39°6) avec de l'agitation, du subdélirium. On constate une adénite sous-maxillaire gauche.

Les jours suivants, les choses restent à peu près en l'état.

Un soir, le malade se plaint de difficulté pour uriner. Mais ce symptôme était passager. Le malade n'a pas été sondé.

Depuis le 1er, la température reste élevée, à grandes oscillations, atteint 40° le soir, 38° le matin.

L'urine, haute en couleur, contient une quantité notable d'albumine rétractile. On n'y trouve ni sang ni pus.

Le 3 décembre, congestion assez étendue du poumon gauche.

Peu à peu, le facies abdominal s'accuse davantage : yeux caves, sillons naso-labiaux prononcés, nez effilé, aspect terreux, plombé de la face, ventre fortement météorisé, etc.

Dès le 6 décembre, l'adénite sous-maxillaire s'abcède. On trouve un autre abcès du ganglion sus-épitrochléen.

Le 14 décembre, on incise les deux abcès; il s'écoule un pus louable, franchement flegmoneux.

L'état général toujours inquiétant.

Le 16 décembre, agitation et météorisme; la respiration est très gênée.

Le 17 décembre, situation désespérée; le malade est à demi dans le collapsus.

Le 18 décembre, mort.

Autopsie (26 heures après la mort) :

*Péritoine* peu injecté.

*Intestins :* Ulcération des plaques de Peyer et de nombreux follicules, mais sans ébauche de cicatrisation.

*Vessie :* La muqueuse ne présente que deux ou trois ecchymoses.

*Reins :* Volumineux, fortement hyperhémiés; la capsule se détache facilement. Chaque rein présente à la surface de nombreux petits *abcès miliaires*, de teinte jaunâtre et entourés d'une zone rouge ecchymotique.

Examen histologique. — Ces abcès ne pénètrent pas au delà de la couche superficielle comprenant deux ou trois rangées de glomérules. A leur niveau, le parenchyme a subi un certain degré de gonflement.

Dans l'intérieur de ces abcès, le tissu conjonctif est infiltré par une grande quantité de cellules rondes.

Les *tubes droits* sont représentés par des cylindres remplis de petites cellules rondes.

Les *tubes collecteurs* souvent remplis par de grosses cellules rondes desquamées.

Les *tubes contournés* sont aplatis; l'épithélium cylindrique est devenu cubique. Autour d'eux les leucocytes sont accumulés en grand nombre.

*L'état des glomérules est variable :* tantôt ils sont reconnaissables, volumineux, chargés d'un grand nombre d'éléments cellulaires, tantôt détruits par la suppuration.

Les *vaisseaux* sont peu malades; on constate un léger degré d'infiltration leucocytaire de leur tunique externe.

---

## OBSERVATION XI

[ACHARD et BENSAUDE; Observ. I (2)], *Résumé.*

### Fièvre paratyphoïde. Albuminurie. Pyélonéphrite.

Bl..., 24 ans, concierge, entrée le 8 septembre à l'hôpital Beaujon.

Scarlatine à 15 ans, sans complication, d'après la malade.

Le 24 août, fut prise *brusquement* de fièvre avec frissons, courbature; prostration; un peu de diarrhée.

EXAMEN A L'ENTRÉE (8 septembre). — La malade est très fatiguée, la face pâle. Langue blanche et humide. Météorisme. Pas de gargouillement. Pas de taches rosées. Diarrhée abondante, fétide. Température, 39°6. Pouls, 100.

*10 Septembre.* — Langue sèche et rôtie. La diarrhée est toujours abondante.

*11 Septembre.* — Diarrhée moins abondante. Myosis assez accentué. L'urine renferme beaucoup d'albumine et un dépôt assez abondant que l'examen microscopique montre être constitué par du pus. Aucun trouble de la miction.

*13 Septembre.* — La diarrhée diminue.

*14 Septembre.* — La température tombe à 37°, puis remonte au-dessus de 38°.

*15 Septembre.* — La langue de nouveau sèche.

*16 Septembre.* — L'état général est bien meilleur.

Les jours suivants, le mieux continue, la diarrhée disparaît. La température tombe à 37° le 20 septembre au matin.

L'urine ne présente plus de dépôt purulent, mais il y a toujours de l'albumine.

Puis la température remonte, atteint 39° le 23; la diarrhée reparaît.

*24 Septembre.* — Albumine, 0 gr. 75.

*1er Octobre.* — Phlébite légère de la veine fémorale, à droite; puis, le lendemain, à gauche.

Apyrexie définitive depuis le 5 octobre.

Vers le 10 octobre, un peu d'œdème malléolaire et prétibial.

*25 Octobre.* — Etat général bon. Plus de traces d'albumine.

Recherches bactériologiques

La *séro-réaction* a été à plusieurs reprises positive pour les Bacilles Paratyphiques.

L'*urine* recueillie aseptiquement le 12 et le 23 septembre a donné des cultures pures d'un Bacille Paratyphique.

Le 1er octobre, l'urine est restée stérile.

(Pour la courbe thermique, voir *Société médicale des Hôpitaux*, 27 novembre 1896.)

---

## OBSERVATION XII

[Troisier et Sicard (87)]. *Résumé.*

**Abcès rénal à bacille d'Eberth dans la convalescence d'une fièvre typhoïde.**

X... entre à l'hôpital quinze jours après le début de la fièvre, ne présentant plus les symptômes de la dothiénentérie. Température entre 37°5 et 38°5. Abattu, mais sans stupeur.

Cinq jours après, température 37°4, puis apyrexie complète.

Séro-diagnostic positif, quatre fois.

Le malade présentait, en outre, des phénomènes nerveux : vertige, crampes, céphalée, fourmillement, troubles de la vue.

Les urines étaient fortement albumineuses.

Quelque temps après : hoquet, vomissements bilieux, céphalée persistante, contracture du cou, rétraction du ventre, attitude en chien de fusil, respiration irrégulière.

Mort le 32e jour de la maladie.

Autopsie. — A la base de l'encéphale, entre le chiasma et les pédoncules cérébraux, un léger exsudat jaunâtre fibrino-purulent, dans lequel on trouva le Bacille d'Eberth, associé au *Bactérium Coli.*

Le rein droit présente une *collection purulente* de la grosseur d'une noisette, au-dessous de la capsule, dans la substance corticale.

Le pus renfermait le Bacille d'Eberth à l'état de pureté.

---

## OBERVATION XIII

[G. Etienne (32).]

**Fièvre typhoïde et paratyphoïde A mixte. Albuminurie considérable. Pyélonéphrite.**

Aig... Albert, 12 ans. Entré à l'Hôpital civil, service de M. le professeur Etienne, le 3 août 1917.

Début le 29 juillet, brusquement par épitaxés; diarrhée. Pas de nausées, pas d'albumine dans les urines.

*3 Août.* — A l'entrée : facies vultueux; lèvres fuligineuses; langue humide blanche; matité splénique perceptible; pas de taches rosées; pas de selles.

*4 Août.* — Nuit très calme. Pas de selles. Pouls petit.

*5 Août.* — Diarrhée; cauchemars pendant la nuit; ventre très ballonné. Les anses intestinales se dessinent sous la peau.

*6 Août.* — Malade très calme. Ventre moins ballonné. Pas d'albuminurie. On fait une injection de 10 centimètres cubes de sérum E. A. B.

*8 Août.* — Température élevée à 39°5. Pouls, 128. Nuit très calme.

*7 Août.* — Ventre moins ballonné. Incontinence des selles; tuphos. Ventre très peu ballonné. Diarrhée. Trois taches rosées.

*9 Août.* — Ventre ballonné. Malade très abattu, en état de tuphos. Taches rosées plus nombreuses. Pas d'albuminurie.

*10 Août.* — Toux fréquente au cours de la nuit; malade très abattu.

*11 Août.* — Tuphos. Ventre très ballonné. Nombreux râles de bronchite.

*13 Août.* — Ventre toujours ballonné. Pas de selles. 15 centimètres cubes de sérum antityphique.

*14 Août.* — Malade très abattu. Teint terreux. Insomnie.

*16 Août.* — Depuis le 13, la température reste en plateau autour de 38°5. Pouls vers 110 à 120.

Le soir du 16, la température s'élève, dépasse 39°-39°8.

Incontinence d'urine. Malade très abattu, sans connaissance. Respiration courte, superficielle. Petits râles fins aux deux bases.

*17 Août.* — Etat général un peu meilleur. Nuit calme. Ventre très ballonné. Mictions abondantes, involontaires. Râles humides à la base gauche.

*19 Août.* — Depuis le 16, la température en plateau vers 39°; le soir à 37°3-37°4. Le malade comprend tout ce qu'on lui dit, mais ne répond pas aux questions.

Respiration plus profonde. Pouls mieux frappé. Langue humide, rose.

*20 Août.* — Langue humide. Pouls mieux frappé. Toux fréquente, respiration plus profonde. Une selle normale.

*21 Août.* — Légère chute de température. Nuit calme. Œdème scrotal avec début d'escharre et lésions de grattage.

Le malade pousse, de temps en temps, de petits cris du type hydrencéphalique.

*22 Août.* — Pour la première fois, le malade adrese la parole. Couché en chien de fusil.

*23 Août.* — Début d'une descente en lysis, après 38°4 pendant deux jours. L'œdème scrotal diminue. Taches rosées nombreuses. Teinte safranée des mains.

*5 Septembre.* — Depuis le 28, température en pallier vers 37°-38°, puis remonte dans la nuit du 5 à 39°9.

*7 Septembre.* — Malade toujours aussi affalé, couché dans son lit en chien de fusil, sans faire un mouvement. Somnolence.

*10 Septembre.* — *100 grammes d'urines très troubles.*

L'incontinence est complète; état de somnolence continuelle.

*11 Septembre.* — Le malade parle un peu; reste très affalé dans son lit. *800 grammes d'urines nettement purulentes.*

*Albumine indosable, non rétractile.*

*12 Septembre.* — Le malade commence à parler couramment, réclame une potion moins désagréable.

*21 Septembre.* — Commencement de la période de grandes oscillations.

*25 Septembre.* — Abcès de la paroi abdominale, flanc gauche.

*27 Septembre.* — Abcès de la cuisse droite, face interne.

*1er Octobre* — Nouvel abcès, partie interne de la cuisse gauche. Ouverture spontanée. Formation d'un abcès dans l'aiselle droite.

*4 Octobre.* — Etat général meilleur, mais le malade est très amaigri, d'aspect vraiment misérable.

*10 Octobre.* — Abcès de l'avant-bras droit. Incision. Pus abondant. Plusieurs petits abcès à la fesse droite. Malade toujours affamé.

RECHERCHES BACTÉRIOLOGIQUES

HÉMOCULTURE, *4 août* (7e jour) : + T. et Para A.

*5 Septembre* (39e jour) : Négative.

SÉRO-AGGLUTINATION, *4 août* (7e jour) : + T. à 1/40; négative A. et B.

*9 Août* (12e jour) : + T. à 1/80; négative A. et B.

*13 Août* (16e jour) : + T. à 1/60; négative A. et B.

*5 Septembre* (39e jour) : + T. à 1/100; négative para A. et B.

BACTÉRIURIE. — Absence des Bacilles typhique et Paratyphiques dans le pus urinaire.

Il s'agissait chez le malade de l'observation XI d'une pyélonéphrite probable, car, outre une quantité considérable d'albumine, l'urine renfermait un dépôt abondant formé par du *pus*.

Le malade de cette observation, de même que celui de l'observation XII, ne présentaient pas, il est vrai, de gargouillement ni de taches rosées, mais ils ne sont entrés à l'hôpital que quinze jours après le début de leur maladie, et ces signes ont très bien pu exister et disparaître pendant ce temps-là. La pyélonéphrite *tardive* de l'observation XII a été confirmée à l'autopsie par la présence d'une assez grosse collection purulente dans la substance corticale.

Notre observation XIII présente un cas intéressant d'une pyélonéphrite grave, survenue au 39e jour d'une fièvre typhoïde et paratyphoïde mixte également très grave et de longue durée, avec tuphos, cauchemars, insomnie, incontinence d'urines. Déjà quelques jours avant la descente en lysis de sa température, le malade avait présenté de l'œdème scrotal. La fièvre tombe le 30ᵉ jour de la maladie et oscille autour de 37° pendant une huitaine de jours; puis, le 39ᵉ jour, elle monte brusquement à 39°8 et pendant huit jours fait de grandes oscillations entre 38° et 39°8. En même temps, les urines se troublent fortement, tombent à 100 centimètres cubes par vingt-quatre heures et renferment du pus et une quantité d'albumine non rétractile, indosable par le procédé d'Ebach.

L'ascension thermique et l'apparition de ces troubles de l'appareil urinaire coïncidaient avec l'aggravation notable de l'état général et avec des accidents urémiques : abattement, céphalée et somnolence continuelle, tuphos.

La pyélonéphrite de l'observation X est peut-être une infection secondaire, le malade ayant fait des adénites suppurées.

### E. — Formes urémiques

Nous n'entendons pas faire ici une étude complète du syndromes *urémie*, qui présenterait un chapitre fort complexe de pathologie. Nous nous bornerons à dire quelques mots de cette complication redoutable des dothiénentéries, car elle est l'aboutissant d'un grand nombre de néphrites infectieuses et son importance est très grande au point de vue de l'évolution et du pronostic des fièvres typhoïdes.

Par le mot *urémie* on désigne l'ensemble des accidents causés par *l'auto-intoxication due à l'insuffisance de la dépuration rénale.*

Lorsqu'une néphrite arrive à altérer profondément le parenchyme rénal, l'élimination de l'urine et des toxines qu'elle entraîne ne se fait plus, ou ne se fait qu'imparfaitement, les toxines restent dans le sang, « le malade pisse dans ses veines ». Il en résulte une auto-intoxication plus ou moins aiguë, suivie d'accidents nerveux graves : dyspnée, prostration, délire, agitation, crises épileptiformes ou éclamptiformes, coma, se terminant le plus souvent par la mort.

Les urines deviennent, dans ces cas, rares : *oligurie*, ou font complètement défaut : *anurie*. Leur densité tombe à 1.010-1.012, en même temps que baisse leur toxicité; le *taux de l'urée diminue considérablement*, tombe quelquefois à 2 ou 3 grammes par vingt-quatre heures. Le syndrome de l'*urémie* se trouve donc constitué par de l'*hypoazoturie* ou de l'*azothémie*.

L'azothémie est presque toujours concomitante avec l'anurie.

D'après Rathery et Vansteenberghe (74), on peut, en l'absence même des symptômes urinaires, observer de la rétention urémique qui compliquerait certaines formes *ataxo-adynamiques* de la fièvre typhoïde.

On distingue notamment deux types de crise urémique :

1° *Type éclamptiforme* ou *convulsif*, caractérisé par des convulsions, agitation, crises épileptiformes ou éclamptiformes;

2° *Type comateux*, qu'il ne faut pas confondre avec le coma apoplectique. Dans le coma urémique, on note l'absence des paralysies, le malade est plongé dans la torpeur en état de tuphos, en adynamie complète, mais tous les réflexes sont conservés. On observe aussi de la dyspnée ou le rythme respiratoire de Cheyne-Stokes, des troubles de la vue, souvent de l'hypothermie.

L'*azothémie* s'accompagne assez souvent de *chlorurhémie*, et la rétention des chlorures a pour résultat l'hydrhémie, se traduisant, soit par des œdèmes localisés, qui sont différents des œdèmes phlébitiques, soit par des œdèmes généralisés. Certains auteurs considèrent l'œdème urémique comme un acte de défense vitale de l'organisme, comme un processus par lequel l'organisme immobilise hors de la circulation les substances nuisibles retenues. Il n'en est pas moins vrai que la rétention chlorurée est presque toujours suivie de troubles sérieux, tels que la dyspnée simple ou à type de Cheyne-Stokes, de l'hypertension artérielle, des troubles cérébraux, digestifs, etc.

## OBSERVATION XIV

[Millard (63)]. *Résumé.*

**Fièvre typhoïde ataxo-adynamique. Albuminurie. Eschare. Mort. Néphrite.**

Manoury P., 39 ans, menuisier, entre le 14 novembre 1876 à Lariboisière. Début d'une fièvre typhoïde trois jours avant.

*17 Novembre.* — *Délire et excitation cérébrale.*

*18 Novembre.* — Léger délire.

*19 Novembre.* — Quantité très considérable d'albumine dans les urines.

*20 Novembre.* — Purpura à l'épigastre et aux cuisses.

*22 Novembre.* — *Délire, prostration*, petite eschare au sacrum.

*23 Novembre.* — Mort.

Autopsie. — Plaques de Peyer à la période d'ulcération.

Les reins sont volumineux, manifestement congestionnés.

La couche corticale et les pyramides, en certains endroits, sont fondus dans une même teinte et le tissu présente, par places, la coloration jaunâtre de la dégénérescence graisseuse et, dans d'autres, la couleur violacée de l'hyperhémie intense.

## OBSERVATION XV

[Legroux et Hanol; Observ. V (55)]. *Résumé.*

### Fièvre typhoïde. Albuminurie tardive (18e jour). Accès tétaniques. Mort. Néphrite.

Meis..., 22 ans, mégissier, entre le 6 octobre 1876 à la Pitié.

Début d'une fièvre typhoïde quinze jours avant; langue recouverte d'un enduit jaunâtre épais. *Pas d'albumine* dans les urines.
Température à l'entrée, 40°3; pouls, 84.

*9 Octobre.* — Subdélire la nuit; épitaxie; T. 40°8, P. 84.

*10 Octobre.* — Agitation pendant toute la nuit; le matin, *mouvements convulsifs qui, par instants, simulent un accès d'opisthotonos; trismus, grincements des dents; plaintes continuelles.* Sueurs profuses, état cataleptique des membres. *Grande quantité d'albumine* dans les urines. Température, 40°5; pouls, 96.

*11 Octobre.* — La nuit calme. Langue sèche. Quantité toujours abondante d'albumine dans les urines; pas de tubes granulo-graisseux.

*12 Octobre.* — Subdélire pendant toute la nuit.

*13 Octobre.* — Mouvements convulsifs des muscles de la face qui est cyanosée. L'urine contient beaucoup d'albumine.
Mort dans la soirée.

Autopsie. — Nombreuses plaques de Peyer végétantes. Ganglions mésentériques très volumineux.

*Rein :* Double néphrite. L'épithélium des tubes contournés est rempli de granulations, les unes noirâtres, les autres fortement réfringentes. Les cellules épithéliales obstruent complètement la lumière du canal visiblement distendu.
Çà et là, infiltration assez abondante des cellules lymphatiques entre les tubes, autour des glomérules et des capillaires.

## OBSERVATION XVI

[J. Cahen (14)]. *Résumé.*

### Fièvre typhoïde à forme rénale. Crises d'épilepsie. Mort. Néphrite.

Guillot B..., 23 ans, boulanger, entré à l'Hôtel-Dieu le 19 août 1880.

Rien à noter dans les antécédents héréditaires ni personnels.

Dix jours après, le malade, qui n'a jamais eu de crises épileptiques, a une attaque nocturne d'épilepsie (?) qui dura vingt minutes.

Ces crises se sont répétées plusieurs jours de suite, mais moins fortes et de plus courte durée, lorsque, le 2 septembre, le malade fait deux fortes crises et succombe au 23e jour de la maladie.

Autopsie. — Le diagnostic de dothiénentérie est vérifié par l'exanthème intestinal, la tuméfaction splénique, l'adénite mésentérique.

Les *reins* sont volumineux, globuleux. A la coupe, les pyramides ressortent en violet sur la substance corticale pâle, semée de glomérules brillants; la substance corticale est de couleur feuille morte, son épaisseur paraît un peu exagérée; de distance en distance, elle présente des zones bleuâtres de congestion passive.

Les bassinets ne contiennent pas de pus.

Examen histologique. — L'épithélium des tubes contournés et des tubes intermédiaires a été frappé de mort dans sa presque totalité.

Les *canalicules de Henle* montrent un épithélium à peu près normal.

Les *tubes collecteurs* ne présentent qu'un état catarrhal simple; de nombreuses cellules épithéliales polygonales ont desquamé et remplissent la lumière des tubes.

Les tubes intermédiaires, à épithélium strié, ont subi la tuméfaction trouble; leurs noyaux ne se colorent plus par les réactifs.

Infiltration albumineuse des glomérules et de la marge du lobule rénal.

Donc, il y avait une néphrite parenchymateuse généralisée dans son premier stade d'évolution, à savoir :

1° La tuméfaction trouble et la mort de tout l'épithélium strié;
2° Une inflammation catarrhale des premières voies collectrices.

---

## OBSERVATION XVII

(Rayer; Observ. VI). *Résumé.*

**Fièvre typhoïde adynamique et délire. Rétention d'urine. Pétéchies dans la vessie et les bassinets.**

Jeune homme, 17 ans, entre à la Charité en mars 1836.

Présente tous les symptômes d'une fièvre typhoïde adynamique avec délire. Abondance remarquable des taches rosées sur le ventre et la poitrine. Epistaxis abondante. Mort le 15ᵉ jour de la maladie.

*Rétention d'urine* dans les cinq ou six derniers jours.

Quantité notable d'albumine.

Autopsie. — Plaques de Peyer congestionnées, commencent à s'ulcérer.

Les reins fortement congestionnés, avec quelques ecchymoses à la surface.

Les bassinets et la vessie présentent quelques pétéchies de leur muqueuse.

---

## OBSERVATION XVIII

(Legroux et Hanot; Observ. I). *Résumé.*

**Fièvre typhoïde. Albuminurie tardive (16ᵉ jour) suivie de délire et de prostration. Mort. Néphrite.**

Christ..., 34 ans, cuisinière, entre à la Pitié le 12 setembre 1876. Garde le lit depuis le 4 septembre, mais quelques jours avant avait déjà souffert de céphalalgie et s'était sentie faiblir.

Langue peu humide, recouverte d'un enduit grisâtre et bordée de rouge vif. Météorisme abdominal avec gargouillement dans la fosse iliaque droite. Quelques taches rosées. Température, 39°5. Pas d'albumine dans les urines.

*16 Septembre.* — Langue plus sèche, nuage d'albumine dans les urines.

*17 Septembre.* — L'urine contient plus d'albumine.

*18 Septembre.* — Subdélire pendant la nuit. Prostration extrême. Langue rôtie, fuligineuse. L'urine contient une plus grande quantité d'albumine. Température, A 40°; pouls, 128.

*19 Septembre.* — Langue et lèvres fuligineuses. Le ballonnement du ventre augmente. Température, A. 39°2. Quantité considérable d'albumine dans les urines. Le microscope décèle la présence dans le dépôt urinaire de fragments de tubes remplis de granulations brillantes ou noirâtres. On distingue encore des cellules épithéliales et quelques cylindres hyalins.

*20 Septembre. — Subdélire continuel. Respiration stertoreuse. Œdème des membres inférieurs. Rétention d'urine. Albuminurie considérable. Pouls filiforme.* Température, 39°8.

*21 Septembre.* — Prostration, coma, mort.

Autopsie. — Plaques de Peyer végétantes, teintes en jaune verdâtre.

Les reins sont doublés de volume, la capsule se détache facilement.

Examen microscopique des reins. — La plupart des tubes contournés sont remplis de cellules épithéliales distendues par des granulations graisseuses libres. Les noyaux sont peu apparents.

---

## OBSERVATION XIX

[Hardy (47)]. *Résumé.*

### Fièvre typhoïde à forme rénale. Albuminurie. Délire. Eruption érythémateuse. Mort. Néphrite suppurée.

X..., 29 ans, entré à l'hôpital cinq jours après le début de sa maladie avec les symptômes suivants :

*Bouffissure de la face* assez marquée. Température, 39°3; pouls, 90.

Langue couverte d'un enduit blanchâtre, bordée de rouge. Diarrhée et quelques coliques. Mais, en même temps, une douleur dans le flanc droit, dont le siège paraissait être sur le trajet de l'uretère. Pas de gargouillement dans la fosse iliaque droite. Quelques taches rosées.

Les urines, un peu *hématuriques*, contenaient une quantité très abondante d'albumine. Diarrhée.

Quelques jours après, râles de congestion des deux poumons. Quantité toujours notable d'albumine dans les urines.

Après une légère amélioration, il fut pris brusquement d'accidents graves : délire, diarrhée très abondante, éruption érythémateuse.

Mort le 25e jour de la maladie.

Autopsie. — Rien dans l'intestin grêle; dans le cœcum, deux ulcérations semblables à celles de la fièvre typhoïde.

Les deux reins étaient rouges, congestionnés, volumineux.

Des deux bassinets et des tubes droits s'écoulait, à la pression, un liquide blanchâtre purulent. Trois petits abcès dans le parenchyme du rein droit.

Examen microscopique. — Dans le liquide purulent, on constate la présence des tubes droits, cylindriques.

***

Nos observations XIV, XV, XVI, XVII appartiennent à la forme d'urémie *azothémique* simple, *sans rétention des chlorures.* Elles présentent toutes *le type convulsif* ou *éclamptiforme*. On y observe des excitations cérébrales, du délire violent, des crises épileptiformes ou éclamptiformes, des mouvements convulsifs simulant quelquefois un accès d'opisthotonos (Observ. XV). L'observation XVII présente un cas d'urémie à forme *fruste*, avec *anurie*.

Le deuxième groupe, l'*urémie azothémique avec hydrhémie*, est représenté par les observations XVIII et XIX. On y remarque de la bouffissure de la face, des œdèmes des membres, de l'oligurie avec albuminurie notable et hématurie. Les malades présentent du délire ou du subdélire, de la diarrhée abondante, de la prostration, de l'éruption érythémateuse, etc.

Notre observation XIII rapportée au paragraphe des pyélonéphrites est, en même temps, un beau type de forme urémique avec *azothémie* et *hydrhémie :* œdème scrotal et de la face, état comateux persistant.

## 2° CYSTITES ET PYÉLOCYSTITES

Les infections vésicales sont très fréquentes au cours des fièvres typhoïdes. Ces infections sont généralement légères, constituées par de la cystite caractérisée par les symptômes suivants : épreintes vésicales, douleurs à la miction, envies fréquentes d'uriner; parfois incontinence d'urine, hématurie, présence dans les urines des filaments provenant de la desquamation de l'épithélium vésical irrité. D'autres fois, l'inflammation va jusqu'à la suppuration et l'on assiste à de la cystite suppurée qui, en plus des symptômes indiqués ci-dessus, comporte encore de la *pyurie*. Les infections vésicales se propagent souvent aux bassinets et l'on a de la pyélocystite.

### OBSERVATION XX

[H. VINCENT (89)]. *Résumé.*

**Fièvre typhoïde. Albuminurie légère. Cystite hémorragique.**

Jeune homme, 21 ans, fièvre typhoïde à allure normale. Albuminurie légère du 9e au 14e jour de la maladie.

A la défervescence (3e septenaire), il fut pris brusquement d'*épreintes vésicales douloureuses;* besoins fréquents d'uriner; mictions très pénibles.

Urines hémorragiques, troubles. Leur dépôt est semi-purulent avec quelques petits caillots.

Pas de symptômes rénaux.

Lavage de la vessie et amélioration au bout de quelques jours.

EXAMEN MICROSCOPIQUE. — Le dépôt est constitué par de nombreux globules sanguins, par des cellules de l'épithélium vésical et par des leucocytes libres ou en amas volumineux (polynucléaires et quelques grands mononucléaires).

La culture du dépôt a donné le Bacille d'Eberth très abondant.

---

## OBSERVATION XXI

[Ch. ACHARD (1)]. *Résumé.*

### Fièvre paratyphoïde A. Angine ulcéreuse. Infection urinaire.

Baudr... Charlotte, 21 ans, entrée le 22 juin 1913 à l'hôpital Necker.

Rien de particulier dans les antécédents.

Au commencement de mai, elle a commencé à sentir de la fatigue et des maux de tête, puis des boutons ont apparu aux membres supérieurs d'abord, puis sur le reste du corps.

A l'entrée, on constate une stupeur assez marquée; la malade répond à peine aux questions, reste immobile dans le décubitus dorsal, les yeux mi-clos, le visage rouge. Céphalée continue. Anorexie complète. Pas de vomissements. Pas de diarrhée, au contraire, constipation opiniâtre.

La langue un peu sèche, saburrale, rouge sur les bords. Le ventre est souple, pas de gargouillement. Rate perceptible. Foie normal. Température, 38°5.

On remarque sur l'amygdale droite une ulcération ovalaire de 1 centimètre et demi, à bords légèrement décollés, à fond granuleux rosé.

Présence des coccis et de quelques bâtonnets sans spirilles.

Wassermann négatif. Ponction lombaire donne issue à un liquide clair, sans éléments figurés.

Les jours suivants, la température s'élève, atteint 40°5 le 23.

La SÉRO-RÉACTION est négative pour le Bacile d'Eberth.

HÉMOCULTURE négative le 24 et le 28 juin.

SÉRO-AGGLUTINATION le 28 juin : Négative pour Eberth, Para B et C, franchement positive pour le Para A à 1/100 et encore un peu à 1/1.200.

*30 Juin.* — Température entre 38°5 et 39°. L'état général est un peu meilleur. La céphalée a presque disparu.

Urines, 800 à 1.000. La malade se plaint de douleurs à la miction et les urines sont troubles.

L'examen microscopique du sédiment urinaire montre de nombreux bacilles. L'ensemencement donne une culture presque pure d'un bacille ayant les caractères du *Coli-bacille*.

On donne de l'urotropine.

La défervescence se fait en une dizaine de jours en lysis.

Une crise urinaire se produit le 25$^e$ jour.

*15 Juillet.* — Séro-agglutination négative à 1/100 pour Eberth B et C, franchement positive pour Para A à 1/100 et un peu à 1/400.

---

## OBSERVATION XXII

[Coyon et Lemierre (20)].

### Pyélocystite à Bacille Paratyphique B.

D... Emile, 22 ans, qui reçut quatre vaccinations antityphoïdiques en décembre 1914, était soigné pour une paratyphoïde à paratyphique B. Au 4$^e$ jour de la maladie, l'hémoculture était positive; le séro-diagnostic négatif pour *E. A. B.*

Le 17 février, au 21$^e$ jour, le Paratyphique agglutinait seul à 1/2000.

La maladie suivait son cours normal, quand, le 27 février, les urines, qui jusqu'alors étaient claires, deviennent troubles, laiteuses à l'émission, et par l'acide azotique on constate de l'albumine : 1 gramme à l'Esbach.

L'examen microscopique révèle une *pyurie intense* avec de nombreux bacilles mobiles. Recueillies aseptiquement, les urines donnent un paratyphique B en cultures pures. Le malade accuse quelques douleurs à la fin de la miction.

Vers le 11 mars, les urines commencent à s'éclaircir, mais ce n'est que le 20 avril, soit deux mois après, que les urines sont aseptiques.

Pendant l'évolution de l'infection urinaire, le malade a présenté, le 21 mars, une phlébite de la jambe gauche, phlébite qui a rétrocédé assez rapidement, puisque le malade est sorti guéri le 6 avril.

A sa sortie, le pouvoir agglutinant de son sérum est :

Para B. à 1/5.000; Eberth à 1/100. L'agglutination de l'Eberth est réapparue, ainsi que nous l'avons constaté maintes fois chez des malades vaccinés.

Recherches bactériologiques

Hémoculture. — *3 Février :* + Para B.

Séro-diagnostic. — *3 Février :* — E A B.

*17 Février* : + B à 1/10, 1/50, 1/100, 1/1.000, 1/2.000; — A et E à 1/10.

*24 Avril* : + B. à 1/100, 1/1.000, 1/2.000, 1/5.000; + A 1/50; + E. 1/50, 1/100.

(Pour la courbe thermique, voir *Société médicale des Hôpitaux de Paris*, 21 juillet 1916, p. 1222.)

---

## OBSERVATION XXIII

[Coyon et Lemierre (20).]

### Pyélocystite à Bacille Paratyhique B.

B... Edouard, 41 ans, entre à l'hôpital le 22 février 1916; il était malade depuis le 7 ou 8 février et avait été soigné dans une ambulance du front qui l'envoya avec le diagnostic : « hyperhémie prolongée, albumine ».

A son arrivée, la température est à 38°4 et le malade n'accuse aucun symptôme, les urines sont pâles, abondantes, renfermant une quantité notable d'albumine.

Dès le lendemain de son arrivée, il est apyrétique, et il semble que le malade a fait une infection de nature indéterminée.

Les 27 et 28 février, la température remonte brusquement aux environs de 40°, le malade accuse une légère céphalée; à l'Esbach on note o gr. 20 d'albumine; les urines sont claires, abondantes.

Cette poussée de température ne persiste d'ailleurs pas, la température revient à la normale et ce n'est que le 6 mars que les urines apparaissent jaune sale, avec un *dépôt purulent abondant* au fond du bocal; la température est remontée.

Le 8 mars, l'urine recueillie aseptiquement montre de nombreux bacilles qui sont identifiés au Bacille Paratyphique B.

Le 12 mars, le séro-diagnostic fournit chez ce malade vacciné quatre fois, en septembre 1914, les agglutinations suivantes :

Para B. à 1/2.500, Eberth à 1/100, Para A. à 1/50.

On était donc en présence d'une infection des voies urinaires à Para B., et il semble que cet homme a fait une paratyphoïde B. méconnue, qui évolua des premiers jours de février aux premiers jours de mars.

L'évolution de cette infection urinaire a été très prolongée.

Le malade a eu quelques symptômes peu marqués de cystite, l'état général a toujours été satisfaisant, mais depuis des mois la pyurie persiste, accompagnée d'une bactériurie à Para B. De temps à autre sont survenus des accès fébriles avec une température à 40° et durant vingt-quatre à quarante-huit heures.

Chez cet homme, les antécédents nous ont appris que peut-être cette localisation urinaire persistante pouvait trouver une explication dans son passé pathologique.

Envoyé au Maroc, au début de la mobilisation, en août 1914, il reçoit en septembre quatre vaccinations antityphoïdiques. Au commencement d'octobre, il tombe malade et est soigné, dit-il, pour un embarras gastrique; mais il reste à la compagnie et se contente de quelques jours de repos; dès ce moment, il aurait uriné du pus et aurait eu quelques douleurs à la miction, dont il se préoccupait assez peu. Il revient en France en janvier 1915, reste au dépôt, et en janvier 1916 est envoyé dans un régiment d'infanterie.

Il semble que pendant son séjour au dépôt il eut, de temps à autre, des poussées fébriles; l'urine était d'ailleurs redevenue claire.

On devait donc se demander si déjà à cette époque il ne fit une localisation au niveau de ses voies urinaires, et il y avait lieu de procéder à un examen plus complet de ces organes. En voici les résultats :

1° Cystoscopie. — A la vision directe : vessie présentant au niveau du trigone des lésions de cystite banale. Ejaculations urétérales : à droite, normales; à gauche, purulentes.

2° Cathétérisme urétéral. — A droite, urines légèrement teintées de sang; capacité du bassinet, 5 à 6 centimètres cubes; à gauche, urines purulentes, le lavage du bassinet indique une dilatation : la capacité est d'environ 20 centimètres cubes.

3° L'épreuve des deux heures a montré un fonctionnement normal des deux reins, permettant de rejeter toute lésion de néphrite.

Un deuxième cathétérisme urétéral pratiqué vingt-six jours plus tard donne les mêmes résultats.

Il s'agit donc, dans ce cas, d'une localisation nette au bassinet gauche.

La radiographie du rein gauche n'a pas montré de calcul, mais a donné comme renseignement complémentaire un rein gauche augmenté de volume.

Ce malade est encore actuellement au service (juillet 1916). Les urines contiennent de nombreux leucocytes et l'examen y décèle une grande quantité de Bacilles Paratyphiques B.

RECHERCHES BACTÉRIOLOGIQUES

HÉMOCULTURE. — *12 mars et 20 avril* : Négative.

SÉRO-DIAGNOSTIC. — *12 mars* : + Eb. 1/10, 1/50; + A 1/10, 1/50; + B. 1/10, 1/50, 1/100, 1/500, 1/1.000, 1/2.500.

*20 Mars* : + Eb. 1/10, 1/50; + A. 1/10; + B. 1/10, 1/50, 1/100, 1/1.000, 1/3.000, 1/5.000.

URINES. — *10 mars, 21 mars, 1er mai, 11 mai* : Para B. en cultures pures.

Pendant les quatre mois de son séjour à l'hôpital, le malade a fait de nombreuses poussées fébriles, tantôt progressives, tantôt brusques, en clocher et de courte durée (voir la courbe, *Société médicale des Hôpitaux de Paris*, 21 juillet 1916, p. 1224). Il serait intéressant de savoir l'état des urines et de leur dépôt au moment de ces poussées.

L'observation ne nous le dit pas.

M. le professeur ETIENNE et Mlle MONDLANGE (31) ont publié, récemment, un cas d'infection paratyphoïdique B. d'origine alimentaire, suivie de *pyurie* avec dépôt urinaire abondant vers le 20e jour de la maladie. Quelques jours après, commence la descente en lysis et la débâcle urinaire.

L'observation XX nous montre un cas de cystite hémorragique éberthienne, survenue à la défervescence d'une paratyphoïde A et guérie au bout de quelques jours par les lavages vésicaux.

L'observation XXI présente une pyélocystite ascendante par le *Bacillus Coli*. L'infection est survenue au décours d'une fièvre paratyphoïde A. et l'ensemencement des urines donne une culture du *Bacillus Coli*.

Les pyélocystites des observations XXII et XXIII sont d'origine paratyphique B. La première s'est manifestée le 31ᵉ jour d'une fièvre paratyphoïde B. Quant à la deuxième il semble qu'elle a été favorisée par une atteinte rénale antérieure : le malade aurait présenté deux ans auparavant des troubles urinaires accompagnés de poussées fébriles. Ces troubles se seraient reproduits de temps en temps depuis ce moment.

Le malade aurait donc eu une infection urinaire chronique, sur laquelle est venu se greffer l'infection paratyphoïde B.

## II. — INFECTIONS URINAIRES ÉBERTHIENNES ET PARATYPHIQUES NON DOTHIÉNENTÉRIQUES

Nous étudierons, dans ce chapitre, les infections urinaires produites par les Bacilles typhiques et Paratyphiques, mais qui ne présentent rien de dothiénentérique; en effet, M. le professeur Etienne (30) a insisté sur le fait que la présence du Bacille d'Eberth dans le sang n'autorise pas à porter le diagnostic d'une dothiénentérie; il faut la symptomatologie clinique de cette affection, contrôlée par les recherches bactériologiques.

Les Bacilles typhiques et Paratyphiques peuvent non seulement envahir l'appareil urinaire au cours ou à la convalescence de ces affections et provoquer ainsi des infections secondaires de celui-ci, comme c'est le cas habituellement, mais ils manifestent quelquefois une affinité spéciale pour l'appareil urinaire et y localisent toute leur action. Les reins subissent dans ces cas tout le choc de l'invasion microbienne, les autres organes peuvent ne pas être atteints ou ne l'être que très peu et secondairement.

Le premier exemple de ces infections rénales non dothiénentériques est l'observation de THUE (*Jahresbuch über die Fortschr.*, 1889, p. 169), rapportée par BEZANÇON et PHILIBERT, dans le *Journal de Physiologie* de 1904. Nous savons que le Bacille d'Eberth possède des propriétés pyogènes démontrées par ROUX, RAYMOND et autres, et on l'a vu localiser son action dans presque toutes les parties de l'organisme : méninges, rate, glande thyroïde, voies biliaires, muscles, poumons, plèvre, os, articulations, reins, etc. L'affinité du Bacille d'Eberth pour certains organes peut, dans quelques cas, s'expliquer par des lésions antérieures de ceux-ci.

Il en est de même des fièvres paratyphoïdes, dont les formes et les débuts anormaux ont été signalés par MM. RAYMOND, ARTICONI et J. PARISOT (77), dans la *Presse médicale*, en 1915.

### OBSERVATION XXIV (de THUE)

Empruntée à BEZANÇON et PHILIBERT (9).

**Néphrite typhoïdique, sans lésions intestinales.**

Homme de 30 ans, est pris au commencement de juillet 1888 de diarrhée, de douleurs dans le ventre et d'hématurie; cinq à six jours après, il présente des symptômes typhoïdes et du délire; la fièvre s'élève à 39°-40° et il survient des selles sanglantes, des épistaxis et des vomissements.

Le 13 juillet, il entre à l'hôpital.

La température est de 36°; pas de splénomégalie, l'urine contient beaucoup d'albumine, de nombreux cylindres et du sang.

Pas d'œdème pendant les trois jours qui suivent; état stationnaire, malade très déprimé; selles sanglantes; la température reste à 36°. Urines rares.

Le 16 juillet : Température, 39°.

Le 17 juillet : Température, 38°.

Le 18 juillet : Température, 37°.

Le sang réapparaît dans les selles et les vomissements; ni éruption, ni symptômes pulmonaires.

Mort le 21 juillet.

Autopsie. — Dernière portion de l'intestin grêle tuméfiée, d'une coloration d'un rouge foncé; tuméfaction légère des plaques de Peyer et des follicules isolés sans coloration ni hémorragie; muqueuse du côlon rouge-brune dans toute son étendue, recouverte d'un mucus sanguinolent et parsemée d'ulcérations superficielles reposant sur un fond plat; quelques-unes sont cicatrisées; rectum, ulcérations rares, une au niveau de l'anus d'une étendue d'une pièce de 1 franc; muqueuse stomacale non ulcérée. Rate grosse et diffluente.

*Reins* très augmentés de volume, ponctués de petites hémorragies et présentant à leur surface des zones nécrosées.

La muqueuse vésicale est sanguinolente.

La rate et les reins renferment à l'état de pureté le bacille typhique.

---

## OBSERVATION XXV

[Fernet et Papillon (33)]. *Résumé.*

### Fièvre typhoïde. Suppuration rénale à Bacille d'Eberth. Mort.

L... A..., 26 ans, entré à l'hôpital le 24 juin 1894, 6e jour de la fièvre typhoïde.

Le 27 juin (9e jour de la maladie), un *accès épileptiforme* de courte durée.

Vers le 1er juillet, apyrexie; la fièvre typhoïde semblait être terminée (au 13e jour ?); cependant, l'état général s'aggravait.

A ce moment, on constate une tuméfaction considérable dans la région splénique.

Le 11 juillet, on fait le diagnostic d'un abcès sous-péritonéal de l'hypochondre gauche.

Le 13 juillet, opération; on retire un litre de pus séreux. Légère amélioration qui dure plusieurs jours.

Le 20 juillet, quelques signes de péritonite et d'adynamie; quelques phénomènes nerveux.

Mort le 27 juillet.

Absence de réaction thermique pendant toute la période de suppuration.

Autopsie. — Le rein gauche et son bassinet forment une tumeur très volumineuse descendant jusqu'à la crête iliaque. On trouve un abcès anfractueux, gros comme une noix, creusé en plein tissu rénal, communiquant largement avec le bassinet très distendu. En d'autres points encore, trois ou quatre abcès sans communications avec le bassinet. Le rein droit est normal.

Recherches bactériologiques. — Les cultures du pus (au moment de l'opération) ont donné le Bacille d'Eberth à l'état de pureté.

---

## OBSERVATION XXVI

[G. — Étienne et Voirin (29 *bis*).]

### Pyélonéphrite Eberthienne essentielle, hypothermique.

Deb..., 47 ans, ...e régiment territorial d'infanterie, entré le 25 août 1916, au Bon-Pasteur.

Antécédents. — Fièvre scarlatine en 1890, avec albuminurie ayant duré une quinzaine de jours; aucune indication de troubles persistants de la fonction rénale. Depuis dix-sept ans, troubles dyspeptiques de nature banale.

Vaccination antityphoïdique. — Quatre injections, les 25 juin et 2 juillet 1915, 25 janvier et 10 février 1916.

Début. — Le 14, par des douleurs gastriques, de la diarrhée, des vomissements, une céphalée très violente. Aurait eu de la fièvre le 17, à son entrée à l'ambulance (vers 39°); le 18, 39°9; ensuite diminution progressive.

Symptômes a l'entrée. — Température, 36°; pouls, 51. Le malade est affalé dans son lit, répondant à peine aux questions; il ne peut donner aucun renseignement, ne se rappelle pas où il était cantonné.

Tuphos, prostration profonde.

Regard fixe. Pupilles égales, réagissant bien à l'accommodation.

Pression des globes oculaires douloureuse. Photophobie.

Pas de signe de Kernig. Le malade peut s'asseoir sans aide.

Céphalée vive depuis plusieurs jours; à toutes les questions, le malade répond en geignant : « Oh ! que j'ai mal à la tête ! »

Urines involontaires.

*26 Août.* — Pas de Kernig. Réflexe patellaire normal. Réflexe plantaire nettement en flexion. Pas de clonus du pied.

Sensibilités normales.

Ventre rétracté. Raie rouge très légère.

Langue blanche, un peu étalée, saburrale. Constipation opiniâtre.

Pouls lent, régulier, égal, mou, dépressible.

Apyrexie complète. Température : 36°1 le matin, 35°9 le soir. Pouls : 49 le matin, 51 le soir.

Céphalée toujours aussi vive.

*27 Août.* — Tuphos.

Céphalée violente.

Constipation opiniâtre, malgré les lavements répétés.

Ventre en bateau, mais souple.

Le malade est couché en chien de fusil pendant toute la nuit.

Réflexes normaux; orteils en flexion. Pas de clonus du pied.

Luette bien verticale.

Urines assez foncées, troubles, 500 centimètres cubes.

Albumine, 0 gr. 35.

*28 Août.* — Albumine, 0 gr. 50.

Langue blanche, épaisse.

*29 Août.* — Pouls : 49, matin; 51, soir; petit, très mou, très dépressible, assez régulier, légèrement dicrote.

Température : 36°, matin; 36°3, soir.

Urines : 900 grammes.

Langue sale.

Céphalée vive, persistante.

Le malade peut s'asseoir.

Pas de trace de Kernig. Réflexes normaux.

Même état des pupilles.

Adénopathie trachéo-bronchique.

*30 Août.* — Respiration 20, à rythme régulier, normal; pouls : 50, régulier, égal, mou, dépressible.

Température : 35°9, matin; 35°7, soir.

Ventre en bateau. Constipation.

Sensibilité considérable à la pression des globes oculaires.

Pas de raie de Trousseau.

Réflexes normaux.

*Dépôt nettement purulent dans les urines* recueillies par cathétérisme.

*31 Août.* — Pouls plus mou, lent : 46, 48.
Urines involontaires.

*1er Septembre.* — Réflexe de l'orteil en flexion.
La déglutition paraît difficile.
La pression légère des globes oculaires est douloureuse.
Céphalée persistante, surtout frontale et au niveau de la nuque.
Ventre toujours rétracté.
Raie rouge plus apparente. Constipation persistante.

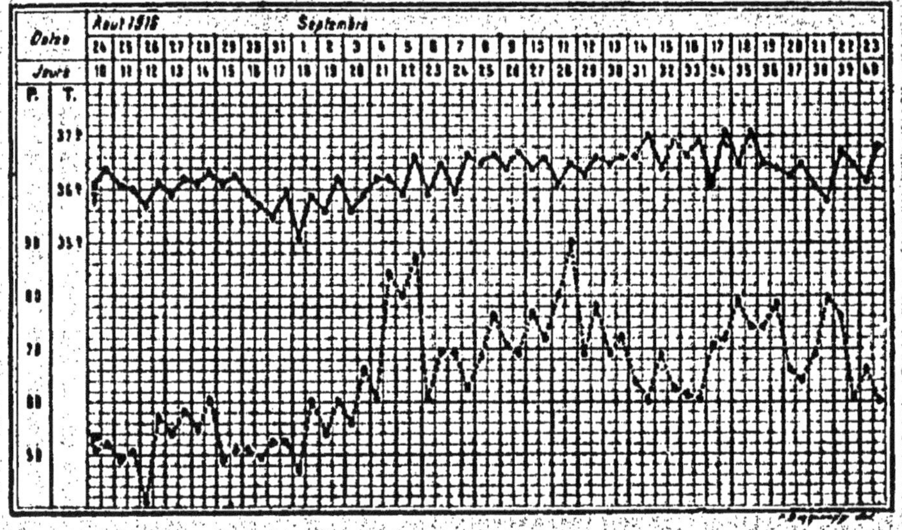


*4 Septembre.* — Ni vomissements, ni nausées. Appareil respiratoire normal.

Mictions volontaires.

*5 Septembre.* — Tendance à l'amélioration. Diminution du tuphos et de la céphalée.

Le malade répond par des monosyllabes à quelques questions simples.

La température remonte vers 36°6. Pouls vers 86. Dépôt urinaire épais, blanchâtre, grisâtre, tassé, épais d'environ deux doigts.

*7 Septembre.* — Pouls beaucoup meilleur, entre 62 et 70.

*9 Septembre.* — Urines à peu près claires.

*13 Septembre.* — Albumine, 0 gr. 20.

*20 Septembre.* — Urines claires.
Retour progressif de l'intelligence.

Sensation de fatigue.

Au lever, marche un peu indécise; fatigue très précoce.

Céphalée encore vive.

Objectivement, aucun symptôme viscéral.

Réflexes normaux. Réflexes oculaires normaux.

Il n'a jamais existé de taches rosées.

*25 Septembre.* — De temps en temps, reprise légère de céphalée.

*26 Septembre.* — Albumine, o gr. 20.

*30 Septembre.* — Urines claires, traces d'albumine.

### Recherches de laboratoire

*Dosage d'urée dans le sang :* o gr. 28.

*Liquide céphalo-rachidien,* 26 août : Quelques lymphocytes. Pas de méningocoque. Ensemencements stériles. Wassermann négatif.

Séro-agglutinations, 6 septembre :
Eberth positif à 1/100;
Paratyphiques A et B négatifs.

Examen d'urines, 29 août : Globules de pus très abondants.

12 Septembre : Polynucléaires très abondants. Bacilles mobiles ne conservant pas le Gram. Ensemencements : *Bacilles typhiques.*

3 Octobre : Cellules épithéliales isolées, en petit nombre, globules blancs non altérés. Ensemencements sur milieux électifs : négatifs.

Coproculture : Négative (13 octobre).

---

## OBSERVATION XXVII (personnelle)

(Due à l'obligeance de notre Maître, M. le professeur Etienne et de M. le docteur Voirin.)

### Néphrite chronique à Bacilles du groupe Eberth et Para. Hydrothorax à droite.

Col... René, 28 ans, 170e d'infanterie, entré à l'Hôpital auxiliaire du Bon-Pasteur le 7 octobre 1916.

Trois vaccinations antityphoïdiques en janvier 1916.

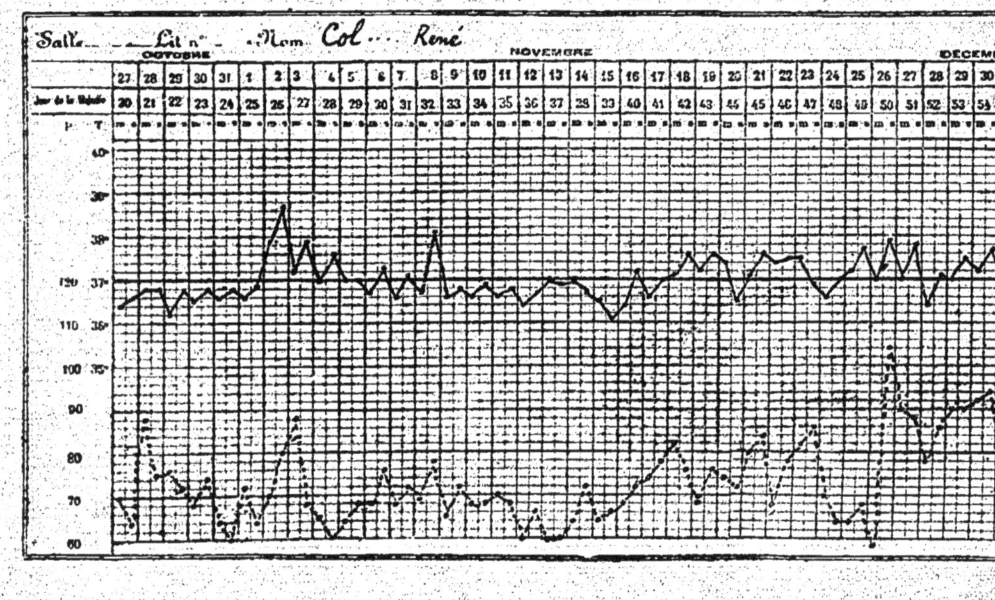

Salle
Lit n°
Nom Col … René
OCTOBRE
NOVEMBRE
DÉCEMBRE
Jour de la Maladie
P T
40°
39°
38°
120 37°
110 36°
100 35°
90
80
70
60

A la fin de septembre avait éprouvé de la gêne à la marche, aurait eu les pieds enflés, le ventre gonflé, de la gêne en respirant. Depuis huit jours, augmentation de ces symptômes.

A l'entrée, le malade se plaint d'une sensation de gonflement douloureux, d'étouffement au moindre geste; facies pâle, paupières gonflées, surtout du côté droit; base du cou gonflée; œdème des jambes presque jusqu'aux genoux, les bourses sont également un peu œdématiées; ventre tendu, un peu d'ascite.

Le foie n'est pas augmenté de volume. Selles demi-liquides. Œdème dans la région lombaire, pas d'œdème des mains.

Toux sèche, respiration difficile, courte.

A l'auscultation, rien en avant, submatité à la base gauche, matité à droite depuis la pointe de l'omoplate. A gauche, obscurité à l'extrême base; à droite, souffle doux, très intense à la pointe de l'omoplate; égophonie, pectoriloqui aphone.

Bruits du cœur sourds. Le premier bruit prolongé et mal frappé à la pointe.

Urines troubles, grande quantité d'albumine.

*10 Octobre.* — Urines, 3.600 grammes. Albumine, 1 gr. 75.

*11 Octobre.* — Le niveau du liquide de l'hydrothorax a diminué de deux bons travers de doigt. La respiration est plus nette à la base gauche. L'ascite diminue également. Urines, 3.600 grammes.

*12 Octobre.* — Urines, 4.200 grammes; albumine, 1 gr. 75.

Le liquide a presque disparu du côté droit en dessous de la pointe de l'omoplate; quelques râles de congestion.

*13 Octobre.* — Urines, 1.900 grammes. Albumine, 1 gr. 75.
*14 Octobre.* — — 3.600 — — 1 gr. 25.
*15 Octobre.* — — 2.400 — — 1 gr. 75.
*17 Octobre.* — — 2.500 — — 1 gr. 25.
*18 Octobre.* — — 2.600 — — 1 gr. 50.
*19 Octobre.* — — 3.000 — — 1 gr. 10.
*20 Octobre.* — — 2.000 — — 0 gr. 90.
*21 Octobre.* — — 2.000 — — 1 gr. 25.
*22 Octobre.* — — 2.600 — — 1 gr. 30.
*23 Octobre.* — — 2.000 — — 1 gr. 10.
*24 Octobre.* — — 2.000 — — 0 gr. 90.

Le liquide pleural et l'ascite ont complètement disparu.

*25 Octobre.* — Urines, 2.400 grammes. Albumine, 0 gr. 50.
*26 Octobre.* — — 2.200 — — 0 gr. 50.

L'urine est plus foncée et trouble, le ventre ballonné; présence du sang dans les usines. Réaction de Meyer positive.

*29 Octobre.* — Urines, 2.000 grammes. Albumine, 0 gr. 75. Elles sont, en outre, troubles, sanglantes.

*30 Octobre.* — Dédoublement du deuxième bruit cardiaque.

*31 Octobre.* — Albumine, 0 gr. 60.

*2 Novembre.* — Albumine, 0 gr. 25.

*4 Novembre.* — Grosse poussée congestive, hématurie très colorée.

*5 Novembre.* — Urines encore sanglantes. Albumine, 0 gr. 60. Température tombée à 37°.

*7 Novembre.* — Premier bruit un peu prolongé à la pointe. Urines, 1.800 grammes. Albumine, 0 gr. 50.

*10 Novembre.* — Urines moins foncées avec dépôt. Albumine, 0 gr. 40.

*12 Novembre.* — Urines, 2.000 grammes. Albumine, 0 gr. 50.

*17 Novembre.* — — 1.700 — — 0 gr. 50.

*23 Novembre.* — Urines rares, foncées, presque acajou. Albumine, 0 gr. 75.

*26 Novembre.* — Sensibilité à la pression du rein droit. Urines abondantes. Albumine, 0 gr. 40.

*30 Novembre.* — Fréquents ballonnements du ventre; urines rares, 800 grammes, avec dépôt.

*3 Décembre.* — Urines, 1.500 grammes, dépôt teinté de sang.

*6 Décembre.* — Urines, 1.900 grammes. Albumine, 0 gr. 25.

*11 Décembre.* — Urines, 1.600 grammes, presque complètement claires.

*15 Décembre.* — Urines claires, 2.200 grammes. Albumine, 0 gr. 30.

*19 Décembre.* — Albumine, 0 gr. 20.

*20 Décembre.* — Ventre ballonné; le foie déborde d'un bon travers de doigt.

Urines claires, 2.300 grammes. Albumine, 0 gr. 10.

*27 Décembre.* — Urines de nouveau troubles et moins abondantes.

*8 Janvier 1917.* — Urines tout à fait claires. *Pas* d'albumine.

*10 Janvier.* — Urines claires, traces légères d'albumine après reprise de l'alimentation ordinaire salée depuis la veille.

*11 Janvier.* — Urines claires, pas d'albumine.

Il n'y a plus eu d'albumine après cette date et le malade est parti en convalescence le 31 janvier 1917.

RECHERCHES BACTÉRIOLOGIQUES

BACTÉRIURIE. — *29 Octobre :* 1° Présence des bacilles du groupe Eberth et Para;

2° EXAMEN MICROSCOPIQUE : présence des cylindres urinaires; quelques cellules rondes; quelques globules de pus; cellules plates épithéliales.

*18 Décembre.* — EXAMEN MICROSCOPIQUE DU DÉPÔT URINAIRE :

a) Cylindres granuleux;
b) Cylindres hématiques;
c) Nombreuses hématies;
d) Quelques rares leucocytes polynucléaires.

*4 Janvier 1917.* — Absence des bacilles du groupe Eberth et Para.

SÉRO-AGGLUTINATION. — *1er décembre :* + Eberth à 1/60; + Para B à 1/50; — Para A.

HÉMOCULTURE. — *1er Décembre :* Négative.

---

## OBSERVATION XXVIII

[NOBÉCOURT et PEYRE (67)]. *Résumé.*

### Pyélonéphrite à Bacilles Paratyphiques A.

B. 1216, 40 ans. Quatre injections antityphiques en novembre 1914. Entré le 1er octobre 1916.

La maladie a une moyenne intensité. La température ne dépasse pas 38°4.

Deux hémocultures le *30 septembre* et le *4 octobre* sont négatives.

Séro-diagnostic le *4 octobre :* + T à 1/300, A à 1/100, B à 1/50.

Traces nettes d'albumine dans les urines.

*7 Octobre.* — Température, 36°5-36°6, puis, pendant quelques jours, monte le soir à 37°8-38°.

*19 Octobre.* — Température 36°8-37°4. Douleur dans la jambe droite; œdème des pieds et de la région lombaire, puis, les jours suivants, il envahit les lombes, la face dorsale des mains et des poignets. Température devient normale.

Les urines, peu abondantes, contiennent une notable proportion d'albumine; culot de centrifugation contient de nombreux polynucléaires et quelques lymphocytes. L'ensemencement fournit une culture pure de bacilles paratyphiques A (agglutinés à 1 p. 70.000 par un sérum antiparatyphique A).

*25 Octobre.* — Accès d'oppression de courte durée.

*26 Octobre.* — Pouls très petit à 128. Pas de rale blanche.
Urines rares, hautes en couleur, claires, avec traces faibles d'albumine, des leucocytes.

*Dosage de l'urée : 0 gr. 45 par litre de sérum.*

*27 Octobre.* — Urines plus abondantes, 1.500 gr. L'œdème diminue.

*30 Octobre.* — 2.500 gr. d'urines. Amélioration notable. Pouls meilleur.

*12 Novembre.* — Il n'y a que des traces faibles d'albumine.

*23 Novembre.* — L'albumine disparaît complètement.

Les observations rapportées ci-dessus nous montrent que les infections urinaires comportent une gravité considérable même lorsqu'elles ne sont pas la complication des fièvres typhoïdes et paratyphoïdes, et prouvent que la gravité et la mortalité des cas examinés au chapitre I sont bien dues aux infections urinaires pour une très large part, puisque nous retrouvons la même gravité dans les infections urinaires en dehors de tout symptôme de dothiénentérie.

Le malade de l'observation XXIV a présenté des douleurs dans le ventre et de l'hématurie dès le début de sa maladie; la température tombe définitivement le 13ᵉ jour de la maladie. Sa localisation était donc rénale et primitive, ce qui fut confirmé à l'autopsie, car les intestins, peu atteints, ne paraissaient être infectés que secondairement.

Le malade de l'observation XXV ne nous paraît pas avoir été atteint d'une fièvre typhoïde; l'apyrexie s'était installée déjà le 12ᵉ jour de la maladie et le 9ᵉ jour le malade a présenté un accès épileptiforme. On remarque l'absence de réaction thermique pendant toute la longue période de suppuration, fait qui n'est pas exceptionnel pour les suppurations éberthiennes.

La pyélonéphrite de l'observation XXVI, publiée par notre Maître, M. le professeur Etienne, est particulièrement intéressante et prouve qu'une infection urinaire peut être très grave *en dehors même de toute manifestation thermique*. La phase septicémique chez ce malade a été nettement marquée par de la *fièvre* (39°9), vomissements, diarrhée, céphalée, etc., dix jours avant son entrée à l'hôpital.

Puis la température tombe au-dessous de la normale (entre 35°5 et 36°) et c'est cette période d'*hypothermie* qui, pour M. le professeur Etienne, présente la *phase d'état* caractérisée par des accidents graves : douleurs à la pression des globes oculaires, urines involontaires, déglutition difficile, céphalée atroce, prostration, tuphos, adynamie; pouls lent à 46-50.

Les urines étaient rares et albumineuses, avec un *dépôt abondant nettement purulent*.

La période d'état a été complètement modifiée, hypothermie au lieu de hyperthermie, probablement par les vaccinations antityphiques récentes (sept mois auparavant). Le malade, en outre, a eu une scarlatine en 1890, avec albuminurie; donc le terrain paraissait être préparé.

Notre observation XXVII présente un cas semblable : une *néphrite éberthienne* et *paratyphique*, subfébrile, presque apyrétique. La température s'est maintenue presque constamment entre 36°5 et 37°5; elle n'a dépassé 38° que deux fois, et cela au moment d'une poussée congestive. Rien ne nous explique ici la prédilection des bacilles typhiques pour l'appareil rénal, le malade n'ayant jamais présenté de troubles urinaires Il s'agit d'un soldat qui, depuis une quinzaine, éprouve de la gêne à la marche, a les pieds enflés et de la gêne en respirant. A son entrée, il a les paupières bouffies, étouffe au moindre geste, facies pâle; le cou, les jambes, les bourses enflés; œdème de la région lombaire. Les urines, variant entre 2.000 et 4.000 centimètres cubes, renferment une assez grande quantité d'albumine : 1 gr. 50 à 1 gr. 75. Le malade reste hospitalisé pendant plus de trois mois. La quantité d'urine s'est toujours maintenue moyenne, avec quantité variable d'albumine et hématurie plus ou moins abondante. Nous nous trouvons donc en présence d'une infection rénale mixte et les lésions du parenchyme ont été confirmées par la présence dans les urines de cylindres urinaires, de globules de pus et de cellules épithéliales. L'infection, tout en ayant revêtu une forme anormale, a gardé son caractère de dissociation du pouls et de la température.

Elle semble s'être installée insidieusement; la phase septicémique initiale fébrile, signalée dans l'observation précédente par M. le professeur Etienne, a complètement fait défaut ici. Les symptômes ont été considérablement atténués, probablement par les vaccinations antityphiques faites huit mois auparavant.

L'élimination urinaire n'ayant pas fait défaut durant toute la maladie, le malade n'a présenté aucun trouble nerveux ni cardiaque, sinon un léger assourdissement des bruits cardiaques et dédoublement du deuxième bruit. La gêne respiratoire, dont le malade s'est plaint au début, tenait à son hydrothorax, car ce symptôme a disparu avec la disparition de l'épanchement.

Le malade de l'observation XXVIII nous offre un exemple de pyélonéphrite à Bacille Paratyphique A de moyenne gravité, accompagnée d'une légère fièvre, d'œdème des pieds, de la région lombaire, des mains et des poignets. Les urines rares renfermaient de l'albumine en quantité notable, et leur ensemencement donne une culture du Bacille Paratyphique A.

Notons, enfin, en terminant ce chapitre, que l'appareil génital n'est pas non plus à l'abri des complications au cours des fièvres typhoïdes et paratyphoïdes, quoiqu'elles soient très rares.

GIROUX (39) a publié, en 1915, un cas d'orchi-épididymite survenue le 12e jour d'une fièvre typhoïde à Eberth et Para A et B, et un autre cas d'orchi-épididymite avec épanchement de la vaginale à la défervescence d'une fièvre typhoïde à Eberth et Para A. RAYMONDANT (78) a publié, en 1916, un cas d'orchi-épididymite au cours d'une fièvre paratyphoïde.

# CHAPITRE IV

## ANATOMIE PATHOLOGIQUE

(D'après P. PETIT (70) A. BRAULT (12 *bis*) et ACHARD et LŒPER (3).

Le diagnostic de néphrite étant cliniquement établi, voyons quels sont les caractères particuliers des lésions qu'on trouve à l'autopsie.

### A. — Examen macroscopique

Les reins sont ordinairement très volumineux, congestionnés, de couleur rouge. La capsule se détache facilement, sans entraîner la substance corticale. A la coupe, on remarque une grande différence entre la substance corticale et la médullaire : les pyramides tranchent comme des cônes violets sur l'écorce pâle, souvent de couleur feuille morte.

### B. — Examen microscopique

1° L'appareil glomérulaire est considérablement hypertrophié, congestionné, les glomérules sont doublés ou triplés de volume. La capsule de Bowman est très épaissie; de sa partie externe partent de fins tractus qui se continuent avec des faisceaux fibreux dispersés dans le labyrinthe.

Entre la capsule de Bowman et le bouquet glomérulaire on observe un exsudat, en forme de croissant, de matière translucide, homogène par places, finement granuleuse en d'autres, qui distend la capsule en refoulant le bouquet vasculaire en sens opposé.

P. Petit appelle cet exsudat la *calotte albumineuse*.

Cet exsudat peut se poursuivre dans les tubes contournés, gonfler ceux-ci jusqu'à en doubler et tripler le volume et rendre leur épithélium aplati ou même les rompre en certains endroits. Il en résulte souvent une infiltration lymphatique diffuse, avec ou sans nodules bien limités.

2° Les *tubes contournés* ne présentent sur aucun point leur épithélium à l'état normal. Normalement, on distingue dans les cellules épithéliales des tubes contournés un *appareil à bâtonnets* à la base et une *bordure striée* à la surface.

Chez les néphrétiques les corps protoplasmiques des cellules épithéliales sont dépourvus de limites distinctes. Ils sont absolument granuleux et on ne voit plus aucune striation ni la bordure en brosse. Les granulations sont extrêmement fines, rondes et très brillantes, ne se colorant pas par l'hématoxyline ni par l'acide osmique; se colorant en rose vif par l'éosine. Donc, ce ne sont pas des granulations graisseuses. Le protoplasma a subi la *tuméfaction trouble* et s'est résolu en granules protéiques. Leurs noyaux ne se colorent plus par les réactifs. Cet épithélium est donc frappé de mort dans sa totalité, car de pareilles cellules épithéliales sans limites distinctes, réduites à l'état d'un bloc granuleux, possédant un noyau réfractaire à l'action colorante des réactifs, doivent être considérées comme éléments anatomiques privés de vie.

La lumière des tubes contournés est oblitérée et dilatée en un grand nombre de points par des produits d'exsudation, par des débris de cellules épithéliales desquamées, et par des globules rouges. De distance en distance, on aperçoit des fragments de cylindres colloïdes, entourés d'un manchon de granulations protéiques fines.

3° Les *anses de Henle*, occupant la marge du lobule rénal, en dedans de la zone glomérulaire, présentent un épithélium à peu près normal, c'est-à-dire formé par une couche de cellules basses pour la branche descendante (étroite) et cubiques pour la branche ascendante (large). Leurs noyaux se colorent vivement en violet.

4° Les *canaux d'union*, formés d'un épithélium strié, montrent leurs cellules qui ont subi également la tuméfaction trouble et la désintégration granuleuse. Leurs noyaux, enfouis dans la masse des granulations protéiques, ne se colorent plus par les réactifs.

5° Les *tubes collecteurs*, qui sont la prolongation de ceux de Belleni, sont relativement sains. Ils ne présentent qu'un état catarrhal simple. Leur lumière est remplie par de nombreuses cellules épithéliales polygonales proliférées et desquamées. Tous leurs noyaux, ainsi que leur protoplasma, se colorent par les réactifs. Un certain nombre de ces tubes, au niveau de leur passage dans la substance corticale, contiennent un cylindre colloïde, opaque, autour duquel les cellules de la paroi sont complètement aplaties.

6° Les *vaisseaux sanguins et lymphatiques* sont sains dans la substance médullaire, tandis que dans la zone corticale ils présentent de notables modifications.

Dans la substance corticale, les artères afférentes et efférentes sont le siège d'une forte inflammation qui les obstrue en partie. Les artères intertubulaires sont gorgées de globules rouges nombreux et très serrés, mais qui ne se colorent plus par les réactifs; ils paraissent donc dépourvus de leur hémoglobine. Sur ces artérioles s'appuient les tractus fibreux allant d'un glomérule à l'autre.

Les veinules intertubuleuses et les veines interlobaires satellites des artères sont gorgées d'un exsudat translucide, finement grenu ou homogène, tout à fait analogue à l'exsudat capsulaire.

Les lacunes lymphatiques de Ludwig sont également gorgées d'un exsudat albumineux, coagulé.

On a trouvé également les agents pathogènes des néphrites infectieuses : le streptocoque, le *Coli-bacille*, le Bacille d'Eberth, soit dans les glomérules, soit dans le tissu conjonctif, soit dans les tubes.

En résumé, c'est surtout l'*épithélium strié des tubes contournés et des canaux d'union qui est frappé de mort;* il présente une tuméfaction trouble, a subi la désintégration granuleuse et ses noyaux ne se colorent plus par les réactifs.

Les anses de Henle, les rayons médullaires et les tubes de Bellini ne présentent qu'un état catarrhal.

De plus, on constate une congestion et une prolifération considérable des glomérules, et le passage sous haute pression de l'exsudat albumineux dans les voies lymphatiques et veineuses.

Donc les lésions sont presque exclusivement localisées aux parenchymes de la zone corticale.

Mais, outre ces lésions des éléments nobles, on peut trouver par places celles des éléments de soutien et on a alors une *néphrite interstitielle*. Ces lésions se disposent par îlots dans la zone glomérulaire. Le tissu conjonctif intertubulaire s'infiltre de cellules (cellules embryonnaires et globules blancs émigrés par diapédèse) et l'on a alors une *néphrite mixte diffuse*.

Il est difficile de dire dans quel ordre ces lésions se sont succédées. Mais on voit souvent celles des glomérules l'emporter sur les autres à un moment donné. Il en résulte une diminution progressive et souvent une suppression totale des urines. Ainsi se trouvent réalisées les conditions les plus favorables à l'*urémie* : la suppression de l'urine et la rétention des produits toxiques et excrémentiels retenus dans le sang.

7° *Cylindres urinaires*. — On trouve dans les tubes contournés dilatés et altérés des amas allongés, homogènes ou granuleux, appelés *cylindres* à cause de leur forme. Nous les avons décrits au chapitre III, formes cylindruriques.

Ajoutons, pour terminer ce chapitre d'anatomie pathologique, que les lésions de la muqueuse des bassinets et de la vessie dans les cas de pyélite ou de cystite se caractérisent par l'hyperémie, l'œdème et l'infiltration de la muqueuse.

Les infiltrations embryonnaires envahissent surtout les cellules épithéliales et se localisent surtout autour des vaisseaux dilatés. Au terme suivant, on voit la formation de petits abcès dans l'épaisseur de la muqueuse ou des infiltrations hémorragiques. D'autres fois, on trouve de nombreux globules sanguins et des cellules de l'épithélium vésical desquamé dans le dépôt urinaire (Observ. XI).

---

## CHAPITRE V

### I. — PRONOSTIC

Le pronostic n'est pas le même lorsqu'il s'agit d'une cystite simple ou d'une néphrite légère, passagère, du début de la fièvre typhoïde, que lorsqu'il s'agit d'une infection urinaire aiguë ou prolongée, et qui finit par altérer profondément le parenchyme rénal. Naturellement, il faut tenir compte de la gravité de l'infection première, générale. La forme rénale de la fièvre typhoïde est l'une des plus graves et son pronostic est trop souvent funeste.

Nous avons vu que l'exagération des phénomènes nerveux coïncide souvent avec l'apparition des complications urinaires; ces complications paraissent être sous la dépendance de la rétention des toxines dans le sang et de l'augmentation du taux de l'urée dans le sang et le liquide céphalo-rachidien.

L'apparition du syndrôme *urémie*, dont nous avons parlé plus haut, rend le pronostic extrêmement sévère, car les accidents toxiques graves qui en résultent aboutissent le plus souvent à la mort.

Dans les néphrites légères, bénignes, les altérations du filtre rénal ne sont pas profondes et sont facilement réparables; mais dans les cas plus graves les lésions ne se réparent pas complètement, une néphrite chronique peut en résulter et le rein, mis en état de moindre résistance, reste exposé aux infections ultérieures.

## II. — TRAITEMENT

Nous n'insisterons pas sur le traitement de ces infections urinaires. Qu'elles soient dothiénentériques ou primitives, le traitement est le même. Dans les formes légères et de moyenne intensité, conseiller le repos et le régime lacté.

Comme antiseptique des voies urinaires, on a beaucoup employé, surtout ces dernières années, l'urotropine, à la dose de 1 gr. 50 à 2 grammes par jour, dont l'emploi préventif a été préconisé par Chauffard. Ce mode de traitement réussit généralement très bien, surtout dans le cas d'infection avec bacillurie. Au bout de huit à dix jours de traitement, les symptômes s'amendent et les bacilles disparaissent des urines. Naturellement, on ne donnera pas l'urotropine dans les cas d'urémie avec rétention urinaire.

Dans les cystites, les lavages de la vessie sont à conseiller.

Dans les cas graves de néphrites infectieuses aiguës avec menace d'urémie, ne pas hésiter à avoir recours à la saignée, et la répéter au besoin; elle donne souvent de bons résultats en débarrassant l'organisme d'une quantité plus ou moins grande de toxines.

## III. — CONCLUSIONS

Nous espérons apporter dans ce modeste travail une petite contribution à l'étude du polymorphisme des manifestations des fièvres typhoïdes et paratyphoïdes, en général, et, en particulier, des déterminations urinaires de ces affections, et nous nous croyons autorisés à tirer de ce qui précède les conclusions suivantes :

1° Les infections des voies urinaires, au cours ou à la suite des fièvres typhoïdes, sont loin d'être rares et leur apparition aggrave singulièrement le pronostic. Ces complications sont souvent accompagnées d'accidents graves, soit d'ordre respiratoire : dyspnée, accès d'oppression, respiration irrégulière ou à type de Cheyne-Stokes, soit du type convulsif avec délire, agitation, convulsions, crises épileptiformes ou éclamptiformes, soit, enfin, du type comateux avec torpeur, tuphos, adynamie, prostration. Ces accidents paraissent être sous la dépendance de la rétention uréique dans le sang et le liquide céphalo-rachidien.

2° Les infections urinaires peuvent se faire non seulement secondairement au cours ou à la suite des fièvres typhoïdes, mais aussi primitivement, l'agent causal localise toute son action sur l'appareil urinaire exclusivement. Lorsqu'elles sont éberthiennes ou paratyphiques, ces infections sont descendantes; lorsqu'elles sont causées par le *Bacillus Coli* ou un autre agent pyogène, elles sont ascendantes.

3° Ces infections, même lorsqu'elles sont très graves, ne comportent pas toujours une réaction thermique; il y a quelquefois de l'apyrexie ou même de l'hypothermie.

4° Les convalescents des fièvres typhoïdes et paratyphoïdes présentent de la bacillurie plus ou moins longtemps après leur guérison. Ils sont donc porteurs de germes, disséminant autour d'eux les bacilles, et deviennent dangereux pour l'entourage en infectant le sol et l'eau de l'alimentation. D'où l'indication prophylactique d'examiner les urines des convalescents et d'administrer l'urotropine en cas de bacillurie [circulaire 4600/S du G. Q. G. (18)].

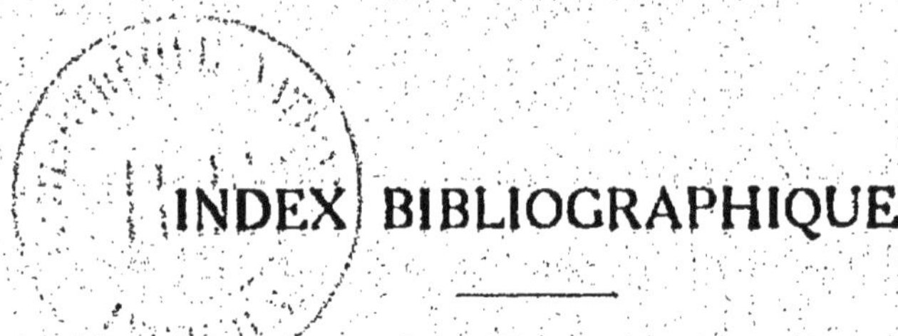

# INDEX BIBLIOGRAPHIQUE


1. Achard (Ch.). Quelques observations de fièvres paratyphoïdes. *Annales de Médecine*, juillet 1915.
2. Achard et Bensaude. Infections paratyphoïdes. *Bulletin et Mémoires de la Société médicale des Hôpitaux de Paris*, 27 novembre 1896.
3. Achard et Lœper. Anatomie pathologique. 1916.
4. Achard, Marion, Paisseau. Thérapeutique urinaire. 1910.
5. Achard et Renault. Sur les différents types de bacilles urinaires appartenant au groupe de *Bacterium Coli*. *Société de Biologie*, 17 décembre 1892, p. 983.
6. Albarran (J.). Etude sur le rein des urinaires. Thèse de Paris, 1889.
7. Audibert. Le processus éberthien. — Masson.
8. Berlioz (A.). Passage des bactéries dans les urines. Thèse de Paris, 1887.
9. Bezançon (F.) et Philibert (A.). Formes extra-intestinales de l'infection éberthienne. *Journal de Physiologie et de Pathologie générale*, 1904, p. 74 et 99.
10. Biedl und Kraus. Ueber die Ausscheidung der Microorganismen durch drüsige Organe. *Zeitschrieft für Hygiene*, t. 26, 1897, p. 353.
11. Bouchard (Ch.). Des néphrites infectieuses. Communication faite au Congrès de Londres. *Revue de Médecine*, 1881, p. 671.
12. Brouardel, Gilbert, Thoinot. *Fièvre typhoïde*. Nouveau Traité de médecine (J. Baillières), 1915.

12 *bis*. Brault (A.). Traité de médecine de Charcot et Bouchard, 1893, chap. *Reins*.

13. Burlureaux et Chouet. *Gazette hebdomadaire*, 29 mars 1878.
14. Carles (J.). Les fièvres paratyphoïdes. *Actualités médicales* (Baillières), 1916.
15. Chantemesse et Widal. Néphrite infectieuse par *Coli-bacille*. Complication de la fièvre typhoïde. *Bulletin et Mémoires de la Société médicale des Hôpitaux de Paris*, 30 décembre 1892, p. 882.
16. Chantemesse et Widal. De la septicémie typhoïde. *Bulletin et Mémoires de la Société médicale des Hôpitaux de Paris*, 14 mars 1890, p. 208.
17. Chauffard (A.). Maladies des reins. Traité de médecine de Brouardel et Gilbert, 1905, t. V.
18. Circulaire n° 4600/S du Grand Quartier Général (Service de santé), du 4 avril 1915

18 *bis*. Cornil et Babès. Les Bactéries. 1886.

19. CORNIL et BRAULT. Pathologie du rein, 1884.
20. COYON et LEMIERRE. Deux cas de pyélocystite à Bacille paratyphique B. *Société médicale des Hôpitaux de Paris*, 21 juillet 1916.
21. DUFFOURT. Rapport de l'infection biliaire et de la lithiase. *Lyon médical*, 1893, p. 557.
22. DUPRAZ (A.-L.). Deux cas de suppurations (thyroïdite et ostéomyélite) consécutives et causées par le Bacille d'Eberth. *Archives de Médecine expérimentale*, 1892, p. 76.
23. DUPRÉ (E.). Les infections biliaires. Thèse de Paris, 1891.
24. DURANT (Dr). De l'albuminurie dans la fièvre typhoïde. Thèse de Paris, 1877.
25. ENRIQUEZ (E.). Néphrites infectieuses. Thèse de Paris, 1892.
26. ETIENNE (G.). Pyosepticémies médicales. Thèse de Nancy, 1893.
27. ETIENNE (G.). Infections primitives des glandes salivaires chez les vieillards. *Province médicale*, 26 mai 1906.
28. ETIENNE (G.), JEANDELIZE et SOCOURT. Extrait des comptes rendus de la Société de médecine de Nancy (séance du 24 mars 1915).
29. ETIENNE (G.) et VOIRIN. Fièvre typhoïde à Eberth et Para A mixte. *Société médicale des Hôpitaux de Paris*, 27 juillet 1917.
29 *bis*. ETIENNE (G.) et VOIRIN. Pyélocystite éberthienne essentielle, hypothermique. *Société médicale des Hôpitaux de Paris*, 1er décembre 1916.
30. ETIENNE (G.). Hémoculture et séro-diagnostic. Extrait des comptes rendus de la Société de médecine de Nancy (séance du 14 avril 1915).
31. ETIENNE (G.) et MONDELANGE (J.). Evolution totale d'une infection paratyphoïde B d'origine alimentaire : intoxication gastro-intestinale suraiguë, puis fièvre paratyphoïde B. *Société médicale des Hôpitaux de Paris*, 23 novembre 1917, et *Bulletin de la Société de médecine de Nancy*, 23 janvier 1918.
32. ETIENNE (G.). Deux nouveaux cas de fièvre typhoïde et paratyphoïde A mixte. *Annales de médecine*, n° 1, janvier 1918.
33. FERNET et PAPILLON. Suppuration rénale à Bacille d'Eberth. *Société médicale des Hôpitaux de Paris*, 15 janvier 1897.
34. FERNET et PAPILLON. Néprite infectieuse à forme typhoïde déterminée par le *Coli-bacille*. *Société médicale des Hôpitaux de Paris*, 23 décembre 1892, p. 873.
35. GALLOIS (M.). Les abcès miliaires du rein. Thèse de Paris, 1885.
36. GILBERT et GIRODE. Contribution à l'étude bactériologique des voies biliaires. *Société de Biologie*, 27 décembre 1890.
37. GIROT (E.). Influence de la fièvre typhoïde sur le développement ultérieur de la néphrite chronique. Thèse de Paris, 1892.
38. GIROUX. Etude clinique des infections paratyphoïdes. *Revue générale de Pathologie de guerre*, fasc. 4, p. 364.
39. GIROUX. Complications génitales des infections paratyphoïdes. *Société médicale des Hôpitaux de Paris*, 30 juillet 1915.
40. GOUGET (M.-A.). Un cas de néphroparatyphus. *Société médicale des Hôpitaux de Paris*, 9 novembre 1917.
41. GREGORY. Altérations organiques des reins qui se manifestent pendant la vie par la présence d'un excès d'albumine dans les urines. *Archives de médecine*, mars et juillet, 1832.
42. GRIESINGER. Traité des maladies infectieuses. 1868.
43. GUBLER. Dictionnaire encyclopédique de médecine A. Dechambre (art. Albuminurie), 1865.
44. GUYON. Pathogénie des accidents infectieux chez les urinaires. Congrès français de chirurgie, 20 avril 1892.
45. GUYON et RAYMOND. De l'infection de la muqueuse vésicale par sa face profonde. *Séances et Mémoires de la Société de Biologie*, 2 juillet 1892, p. 618.

46. HALLÉ-NOËL. De l'infection urinaire. *Annales des maladies des organes génito-urinaires*, février 1892, p. 81.
47. HARDY. Fièvre typhoïde à forme rénale. *Union médicale*, 16 juin 1877.
48. HAUSHALTER. Cystite bactérienne primitive. *Gazette hebdomadaire*, 1891.
49. HAUSHALTER (P.) et ETIENNE (G.). Parotidite à staphylocoque dans un cas de typhus exanthématique. *Revue médicale de l'Est*, 1er octobre 1894.
50. HERBERT. Ueber das Vorkommen von Typhusbacillen in den Fäzes und dem Urin von Typhusreconvalescenten. *Munch. Medizin Wochenschr*, 15 mars 1904, p. 472.
51. JEANSELME (E.). Maladie de l'appareil urinaire. Traité de médecine de Brouardel et Gilbert. 1905.
52. KLECKY (VON) UND WRZOSEK (A.). Zur Frage der Ausscheidung von Bacterien durch die normale Niere. *Archiv für experimentelle pathologie*, 1908, t. 59, p. 145.
53. KROGIUS ALI. Note sur le rôle du *Bacterium Coli commune* dans l'infection urinaire. *Archives de médecine expérimentale*, 1892, p. 66.
54. LECORCHÉ et TALAMON. Traité de l'albuminurie, 1888.
54 *bis*. LEGUEU (F.). Traité chirurgical d'urologie, 1910.
55. LEGROUX et HANOT. Observations d'albuminurie dans la fièvre typhoïde. *Archives générales de médecine*, décembre 1876.
56. LEMIERRE et MICHAUX. Un cas d'infection urinaire causée par un bacille du groupe colityphique au cours d'une entérite dysentériforme. *Société médicale des Hôpitaux de Paris*, 16 mars 1917.
57. LEMIERRE (M.). Infection chronique des voies urinaires par le Bacille paratyphique B. Réunion méd.-chir. de la Ve armée. *Presse Médicale*, 20 novembre 1916.
58. MACAIGNE (M.). Etude sur le *Bacterium Coli commune*. Thèse de Paris, 1892.
59. MACÉ (E.). Traité de bactériologie, 1912, t. I, p. 150.
60. MAHAUT. Les Bacilles d'Eberth dans les urines des typhiques Thèse de Lyon, 1904.
61. MARTIN-SOLON. Etat de l'urine dans la fièvre typhoïde. *Archives de médecine*, décembre 1847.
62. MÉTIN. Note sur l'élimination des bactéries par les reins et le foie. *Annales de l'Institut Pasteur*, 1900, t. 4, p. 405.
63. MILLARD. Fièvre typhoïde ataxo-adynamique. *Union médicale*, 1877, t. I.
64. NEUMANN (H.). Ueber die diagnostiche Bedeutung der bacteriologichen Untersuchung bei inneren Krankheiten. *Berliner Klin. Wochenschr.* 1888, nos 6 et 7.
65. NEUMANN (H.). Ueber die Typhusbacillen im Urin. *Berlin Klin. Wocheischr.* 1890, n° 6. p. 121, 136.
66. NOBÉCOURT et PEYRE. Complications observées au cours des fièvres typhoïdes et paratyphoïdes. *Société médicale des Hôpitaux de Paris*, 11 février 1916.
67. NOBÉCOURT et PEYRE. Pyélonéphrite à Para A. *Société médicale des Hôpitaux de Paris*, 2 février 1917.
68. NOBÉCOURT, PAISSEAU et MARMIER. Cholecystites typhiques. *Société médicale des Hôpitaux de Paris*, juillet 1915.
69. OPITZ (E.). Beitrage zur Frage der Durchgängigkeit von Darm und Nieren für Bacterien. *Zeitschrieft für Hygiene*, 1898, t. 29, p. 505.
70. PETIT (P.). Néphrite dothiénentérique. Thèse de Lyon, 1881.
71. PETRUSCHKY. Ueber Massenausscheidung von Typhusbacillen durch den Urin von Typhusreconvalescenten und die épidémiologische Bedeutung dieser Thatsache. *Centralblatt für Bacteriologie*, 1898, t. 23, p. 577.
72. PRENANT-BOUIN. Traité d'histologie, 1911.
73. PUITG (P.). Albumine dans la fièvre typhoïde. Thèse de Montpellier, 1879.
74. RATHERY. Les fièvres paratyphoïdes B. 1916.

75. RAYER (P.). Traité des maladies des reins, 1840, t. II.
76. RAYMOND (F.). Sur les propriétés pyogènes du Bacille d'Eberth. *Gazette hebdomadaire*, n° 8, 25 février 1891, p. 89.
77. RAYMOND, ORTICONI, J. PARISOT. Formes et débuts anormaux de la fièvre paratyphoïde. Réunion méd. chir. de la X<sup>e</sup> armée. *Presse médicale*, 16 décembre 1915.
78. RAYMONDAUT. Orchi-épididymite paratyphoïde. *Société médicale des Hôpitaux de Paris*, 7 avril 1916.
79. RENAULT (J.). Du *Bactérium Coli* dans l'infection urinaire. Thèse de Paris, 1890.
80. REVILLIOD (L.). Les maladies éberthiennes. *Revue médicale de la Suisse romande*, 20 mai 1896.
81. ROBIN (Albert). *La fièvre typhoïde*, essais d'urologie clinique. Thèse de Paris, 1877.
82. ROUX. Le Bacille d'Eberth est pyogène. *Lyon médical*, 1888, n° 26.
83. ROLLY (Fr). Zur Frage der Durchgängigkeit der Niere für Bacterien. *Munchener Medizin. Wochenschrift*, 1<sup>er</sup> septembre 1909.
84. SALOMON. Récentes acquisitions cliniques sur la fièvre typhoïde. *Revue générale de Pathologie de guerre*, n° 4, p. 319.
85. TAMBAREAU. Mort subite dans la fièvre typhoïde. Thèse de Paris, 1877.
85 *bis*. TANON et DUMONT. A propos de la bactériurie typhoïdique. Réunion médico-chirurgicale de la V<sup>e</sup> armée, du 2 février 1917. *Presse médicale*, 3 mai 1917, p. 258.
86. TAPRET et ROGER. *Annales des maladies des organes génito-urinaires*, 1883, t. I.
87. TROISIER et SICARD. Abcès rénal à Bacille d'Eberth. *Société médicale des Hôpitaux de Paris*, 15 janvier 1897.
88. VIGNEROT. Etude des néphrites. Thèse de Paris, 1890.
89. VINCENT (H.). Deux cas de cystite hémorrhagique due au Bacille d'Eberth. *Séances et Mémoires de la Société de Biologie*, 9 mars 1901, p. 274.
90. VINCENT (H.). Sur la présence du Bacille d'Eberth dans les urines des typhoïdiques pendant et après leur maladie. *Société de Biologie*, 14 mars 1903.
91. WEISSENBACH et GAUTIER. Les procédés de laboratoire dans le diagnostic des infections à Bacilles typhique et Paratyphique. *Revue générale de Pathologie de guerre*, n° 4, p. 405.

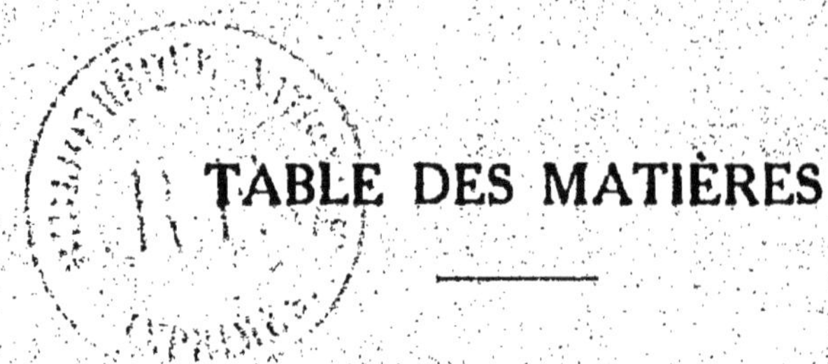

# TABLE DES MATIÈRES




Marc Imhaus et René Chapelot, imprimeurs, Nancy et Paris

www.ingramcontent.com/pod-product-compliance
Ingram Content Group UK Ltd.
Pitfield, Milton Keynes, MK11 3LW, UK
UKHW021230230726
13926UKWH00003B/1342

9 782013 585095